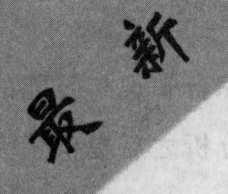

执业药师资格考试学习指南

——药学综合知识与技能

主 编

金向群 王 沛

副主编

毛丽超 张金萍 魏宁漪

编 者

信 瑶 金 华 赵呈呈 李 恒

金盾出版社

内 容 提 要

本书以年度最新执业药师资格考试考试大纲——药学综合知识与技能的内容为基础,对大纲包含的内容进行了考点分析,并在每章的分析之后提供了大量的模拟考题,为没有充足时间复习的考生提供帮助。

本书的编写成员均为重点医学院校的骨干教师,长期担任执业药师资格考试考前辅导工作,其编写的本书内容丰富实用,紧扣考点,适合参加执业药师资格考试的考生阅读。

图书在版编目(CIP)数据

执业药师资格考试学习指南——药学综合知识与技能/金向群,王沛主编. --北京:金盾出版社,2011.11
ISBN978-7-5082-7146-0

Ⅰ.①执… Ⅱ.①金…②王… Ⅲ.①药物学—药剂人员—资格考试—自学参考资料 Ⅳ.①R9

中国版本图书馆 CIP 数据核字(2011)第 166916 号

金盾出版社出版、总发行
北京太平路5号(地铁万寿路站往南)
邮政编码:100036 电话:68214039 83219215
传真:68276683 网址:www.jdcbs.cn
封面印刷:北京印刷一厂
正文印刷:双峰印刷装订有限公司
装订:双峰印刷装订有限公司
各地新华书店经销
开本:787×1092 1/16 印张:12 字数:270千字
2011年11月第1版第1次印刷
印数:1～5000册 定价:38元
(凡购买金盾出版社的图书,如有缺页、
倒页、脱页者,本社发行部负责调换)

目　录

第一章　药学服务 …………………………………………………………… (1)
　一、考试大纲 ………………………………………………………………… (1)
　二、应试指南 ………………………………………………………………… (2)
　三、考前模拟 ………………………………………………………………… (4)
　四、答案 ……………………………………………………………………… (9)

第二章　处方调剂 …………………………………………………………… (10)
　一、考试大纲 ………………………………………………………………… (10)
　二、应试指南 ………………………………………………………………… (12)
　三、考前模拟 ………………………………………………………………… (17)
　四、答案 ……………………………………………………………………… (30)

第三章　常用医学检查指标及其临床意义 ………………………………… (32)
　一、考试大纲 ………………………………………………………………… (32)
　二、应试指南 ………………………………………………………………… (34)
　三、考前模拟 ………………………………………………………………… (38)
　四、答案 ……………………………………………………………………… (43)

第四章　常见病症的自我药疗 ……………………………………………… (45)
　一、考试大纲 ………………………………………………………………… (45)
　二、应试指南 ………………………………………………………………… (47)
　三、考前模拟 ………………………………………………………………… (51)
　四、答案 ……………………………………………………………………… (61)

第五章　十二种疾病的药物治疗 …………………………………………… (63)
　一、考试大纲 ………………………………………………………………… (63)
　二、应试指南 ………………………………………………………………… (66)
　三、考前模拟 ………………………………………………………………… (72)
　四、答案 ……………………………………………………………………… (97)

第六章　药学监护 …………………………………………………………… (99)
　一、考试大纲 ………………………………………………………………… (99)
　二、应试指南 ………………………………………………………………… (100)
　三、考前模拟 ………………………………………………………………… (102)
　四、答案 ……………………………………………………………………… (108)

第七章　特殊人群的用药指导 ……………………………………………… (109)
　一、考试大纲 ………………………………………………………………… (109)
　二、应试指南 ………………………………………………………………… (110)
　三、考前模拟 ………………………………………………………………… (113)

四、答案 ……………………………………………………………………… (124)
第八章　临床常见中毒物质与解救 ……………………………………………… (126)
　　一、考试大纲 …………………………………………………………………… (126)
　　二、应试指南 …………………………………………………………………… (126)
　　三、考前模拟 …………………………………………………………………… (128)
　　四、答案 ………………………………………………………………………… (142)
第九章　药品的临床评价 …………………………………………………………… (143)
　　一、考试大纲 …………………………………………………………………… (143)
　　二、应试指南 …………………………………………………………………… (144)
　　三、考前模拟 …………………………………………………………………… (146)
　　四、答案 ………………………………………………………………………… (151)
第十章　药物警戒与药源性疾病 …………………………………………………… (153)
　　一、考试大纲 …………………………………………………………………… (153)
　　二、应试指南 …………………………………………………………………… (153)
　　三、考前模拟 …………………………………………………………………… (155)
　　四、答案 ………………………………………………………………………… (158)
第十一章　药品的保管 ……………………………………………………………… (160)
　　一、考试大纲 …………………………………………………………………… (160)
　　二、应试指南 …………………………………………………………………… (160)
　　三、考前模拟 …………………………………………………………………… (162)
　　四、答案 ………………………………………………………………………… (166)
第十二章　药物信息服务 …………………………………………………………… (167)
　　一、考试大纲 …………………………………………………………………… (167)
　　二、应试指南 …………………………………………………………………… (167)
　　三、考前模拟 …………………………………………………………………… (169)
　　四、答案 ………………………………………………………………………… (175)
第十三章　医疗器械的基本知识 …………………………………………………… (176)
　　一、考试大纲 …………………………………………………………………… (176)
　　二、应试指南 …………………………………………………………………… (177)
　　三、考前模拟 …………………………………………………………………… (179)
　　四、答案 ………………………………………………………………………… (188)

第一章 药学服务

一、考试大纲

(一)药学服务的基本要求

1. 药学服务的目标与基本要素
(1)药学服务的目标
(2)药学服务的基本要素
2. 从事药学服务应具备的素质
(1)药学专业基础知识与技能
(2)沟通能力
(3)药历书写
(4)投诉应对

(二)药学服务的内涵

1. 药学服务的内容
(1)药学服务的主要实施内容
(2)药学服务的具体工作
2. 药学服务的对象　药学服务的重要人群
3. 药学服务的效果
(1)治疗学效果
(2)安全性效果
(3)经济学效果

(三)用药咨询服务

1. 患者用药咨询
(1)承接咨询的内容
(2)特殊情况下提供的咨询及需要特别关注的问题
2. 医师用药咨询
(1)提高药物治疗效果的咨询内容
(2)降低药物治疗风险的咨询内容
3. 护士用药咨询
(1)药物的适宜溶剂
(2)稀释容积
(3)注射药物的配伍禁忌
(4)药物滴注速度
4. 公众用药咨询　咨询的内容

二、应试指南

(一)药学服务概述

1. 药学服务的含义与基本要素

(1)药学服务的含义:是在临床药学工作的基础上发展起来的,与传统的药学基础服务(供应、调剂)有极大的区别。药学服务最基本的要素是"与药物有关"的服务。

(2)药学服务组成:药学服务主要包括三个组成部分:药学监护,即以患者为中心,药师在参与药物治疗中,负责患者与用药相关的各种需求并为之承担责任。药学干预,即对医师处方规范性和适宜性进行监测。药学咨询,承接患者和医护人员有关用药咨询,解答与用药相关的各种问题,普及用药常识,指导合理用药。

2. 从事药学服务应具备的素质

(1)沟通的意义和技巧:沟通的意义在于使患者获得有关用药的指导,有利于疾病的治疗,提高用药的有效性、依从性和安全性,减少药品不良反应和不良事件的发生。通过药师的科学、专业、严谨、耐心的回答,解决患者在药物治疗过程中的各种问题。伴随沟通的深入,交往频率增加,使药师和患者的情感和联系加强,贴近患者,增加患者对药物治疗的满意度。可确立药师的价值感,树立药师形象,提高公众认知度。

沟通的技巧包括:认真聆听,注意语言的表达,注意非语言的应用,注意掌握时间,关注特殊人群。

(2)药历的作用、主要内容和格式:书写药历是药师进行规范化药学服务的具体体现。药历是客观记录患者用药史和药师为保证患者用药安全、有效、经济所采取的措施,是药师以药物治疗为中心,发现、分析和解决药物相关问题的技术档案,也是开展个体化药物治疗的重要依据。

药历是药师为参与药物治疗和实施药学服务而为患者建立的用药档案,其源于病历,但又有别于病历。

药师在实际工作中对药历记录的内容和详略程度,因建立药历的目的和用途不同会有差异。国内尚未对药历具体内容和格式作统一的规定,对其法律地位也尚未界定。国内药历的推荐格式,包括:基本情况,病历摘要,用药记录,用药评价。

(3)药学服务中的投诉与应对:药学服务中的投诉类型经过调查大概有如下几种:服务态度和质量,药品数量,药品质量,退药,用药后发生严重不良反应,价格异议。

对于患者投诉的处理,应选择合适的地点,选择合适的人员,接待时的行为举止要注意要点,用适当的方式和语言,对于患者投诉的问题应有确凿的证据,在工作中应当注意保存有形证据,如处方、清单、病例或电脑存储的相关信息,以应对患者的投诉。

(二)药学服务的内涵

1. 药学服务的主要实施内容与具体工作

(1)药学服务的主要实施内容:药学服务的主要实施内容包括:①把医疗、药学、护理有机地结合在一起,让医师、药师、护士齐心协力,共同承担医疗责任。②既为患者个人服务,又为整个社会公众健康教育服务。③积极参与疾病的预防、治疗和保健。④指导、帮助患者合理使用药物。⑤协助医护人员制定和实施药物治疗方案。⑥定期对药物的使用和管理进行科学评估。

(2)药学服务的具体工作：药学服务的主要实施内容包含患者用药相关的全部需求，因此药学服务的具体工作，除传统的处方调剂工作以外，还包括参与并实施药物治疗、治疗药物检测、进行药物利用研究与评价、开展药学信息服务、不良反应监测与报告以及健康教育等。

2. 药学服务的对象

药学服务的对象是广大公众，包括患者及家属、医护人员和卫生工作者、药品消费者和健康人群。其中尤为重要的人群包括：①用药周期长的慢性病患者，或需长期或终生用药者。②病情和用药复杂，患有多种疾病，需同时合并应用多种药品者。③特殊人群，如特殊体质者、肝肾功能不全者、过敏体质者、小儿、老年人、妊娠及哺乳期妇女、血液透析者等。④用药效果不佳，需要重新选择药品或调整用药方案、剂量、方法者。⑤用药后易出现明显的药品不良反应者。⑥应用特殊剂型、特殊给药途径、药物治疗窗窄需做检测者。

3. 药学服务的效果

(1)改善疾病或症状，如疼痛、发热、哮喘、高血压、高血脂、高血糖等。

(2)减少和降低发病率、复发率、并发症和死亡率。

(3)缩短住院时间、减少急诊次数和住院次数。

(4)提高治疗依从性，帮助患者按时、按量、按疗程用药。

(5)预防药品不良反应的发生率，减少药源性疾病的几率。

(6)节约治疗费用，提高治疗效益/费用比值，减少医药资源的浪费。

(7)帮助提高公众的健康意识和康复方法。

(三)用药咨询服务

1. 患者用药咨询

(1)承接咨询的内容：患者咨询的内容包括：药品名称，适应证，用药方法，用药剂量，服药后预计疗效及起效时间、维持时间，药品不良反应与药物相互作用，有否替代药物或其他疗法，药品的鉴定识别、贮存和有效期，药品价格、报销，是否进入医疗保险报销条目等。

(2)特殊情况下的提示及需要特别关注的问题：需要特别关注的问题：对特殊人群需要注意的问题，解释的技巧，为特殊患者应尽量提供书面的宣传材料，尊重患者意愿，保护患者隐私，及时回答，不拖延。

2. 医师用药咨询

医师的咨询侧重于药物资讯、处方用药必须顾忌和查阅的问题，包括药物的药效学和药动学、治疗方案和药品选择、国内外新药动态、新药临床评价、药物相互作用、基因组学和肝细胞色素同工酶对药物代谢的影响、妊娠及哺乳妇女或肝肾功能不全者禁用药品、药品不良反应、药物与化学品的中毒鉴别与解救等信息。

3. 护士用药咨询

鉴于护理的工作在于执行医嘱，实施药物治疗(注射给药和口服给药)，因此需要更多地获得有关口服药的剂量、用法，注射剂配制溶剂、稀释容积与浓度、滴注速度、输液药物的稳定性和配伍禁忌等信息。尤其是注射给药为临床一线常用的给药途径，其中，静脉滴注最为常用，对于急性病、儿童或老年患者，或在抢救治疗中常作为首选。

4. 公众用药咨询

伴随社会的高速发展,文明程度的提高和医药学知识的普及,公众的自我保健意识也不断加强,人们更加注重日常保健和疾病预防,对小伤小病常要进行自我药疗。药师需要承担起新的责任,接受公众用药咨询,尤其是在常见病治疗、减肥、补钙、补充营养素等方面给予科学的用药指导,包括药品用法,适宜的给药时间、注意事项、禁忌证、不良反应及相互作用。另外,执业药师应主动承接公众自我保健的咨询,积极提供健康教育,增强公众健康意识,减少影响健康的危险因素。

三、考前模拟

历年考题

(一)A 型题(最佳选择题)

1. 药品生产企业出现重大质量问题时,应及时向哪个部门报告
   A. 国家卫生部
   B. 当地卫生行政部门
   C. 当地药品监督管理部门
   D. 国家质量技术监督局
   E. 国家药品监督管理局

2. 下列有关药历的叙述,正确的是
   A. 与病历相同,是由医师填写的
   B. 药师为患者建立的用药档案
   C. 是患者病危抢救时的用药记录
   D. 可用作患者退药的唯一依据
   E. 不能干预医师的药物治疗方案

(二)X 型题(多项选择题)

1. 在人际交往中,沟通的非语言系统内容包括
   A. 微笑与点头
   B. 环境与气味
   C. 手势与体位
   D. 表情与目光
   E. 灯光与音乐

强化模拟题

(一)A 型题(最佳选择题)

1. 关于药学服务,下列说法不正确的是
   A. 是在临床药学工作的基础上发展而来的
   B. 与传统的药物治疗区别不大
   C. 于1990年提出
   D. 由美国学者 Hepler 和 Strand 倡导
   E. 旨在实现改善和提高人类生命质量的理想目标

2. 2006年初,发布的国内药历的书写原则与推荐格式不包括
   A. 基本情况
   B. 用药记录
   C. 不良反应情况
   D. 病历摘要
   E. 用药评价

3. 书写药历中的用药记录时,其主要包括
   A. 用药问题与指导
   B. 给药途径、剂量
   C. 用药问题与指导
   D. 药物过敏史
   E. TDM 数据

4. 药历是由谁书写的
   A. 药师
   B. 执业医师
   C. 护士

D. 医师　　　　　　　　E. 执业药师

5. 药历的作用不包括

A. 保证患者用药安全　　B. 保证患者用药有效　　C. 便于患者报销

D. 保证患者用药经济　　E. 便于药师开展药学服务

6. 下列患者对用药剂量的咨询不包括

A. 首次剂量　　　　　　B. 维持剂量　　　　　　C. 疗程

D. 维持时间　　　　　　E. 每日用药次数、间隔

7. 用药咨询服务中,关于咨询方式的说法,不正确的是

A. 咨询方式分主动方式和被动方式

B. 药师在接受咨询时需要尽量了解患者全面的信息,然后再告之正确的用药信息

C. 药师日常承接的咨询内容以主动咨询居多

D. 往往采用面对面的方式或其他通信工具进行咨询

E. 药师在接受咨询时需要尽量了解全面的信息

8. 下列属于医师用药的咨询内容是

A. 用药剂量　　　　　　B. 禁忌证　　　　　　　C. 用药方法

D. 适应证　　　　　　　E. 药品名称

9. 药师向患者提供咨询服务活动中,需要特别关注的问题不包括

A. 对特殊人群需注意的问题　　　　　　B. 解释的技巧

C. 尊重患者的意愿,保护患者的隐私　　D. 及时回答不拖延

E. 药品的鉴定辨识、贮存和有效期

10. 下列关于TDM,不正确的是

A. 在药效学指导下,应用现代先进的分析技术进行TDM

B. 在TDM指导下,根据患者具体情况指导患者用药

C. 通过分析一系列参数,与临床医师制定合理的个体化用药方案

D. 是药物治疗发展的必然趋势

E. 是药师参与临床药物治疗、提供药学服务的重要方式和途径

11. 下列投诉类型,不包括

A. 服务态度　　　　　　B. 药品数量　　　　　　C. 退药

D. 换药　　　　　　　　E. 价格异议

12. 静脉滴注时氯化钾的浓度不宜过高,浓度一般不宜超过

A. 0.1%～0.2%　　　　B. 0.2%～0.4%　　　　C. 0.3%～0.5%

D. 0.4%～0.6%　　　　E. 0.5%～0.7%

13. 下列药物不属于遇光易变色,在滴注过程中药液必须遮光的是

A. 尼莫地平　　　　　　B. 左氧氟沙星　　　　　C. 培氟沙星

D. 氧氟沙星　　　　　　E. 莫西沙星

14. 下列关于护士用药咨询,说法不正确的是

A. 护士需要更多了解有关药物的剂量、用法、注射剂配制溶媒的信息

B. 也要了解输液滴注速度、药物的稳定性　　C. 配伍的理化性质变化

D. TDM　　　　　　　　E. 药物的配伍禁忌信息

· 5 ·

15. 药师进行规范化药学服务的具体体现是
A. 书写药历　　　　　　B. 具有信息沟通能力　　　C. 具有投诉应对能力
D. 具有扎实的药学知识　　E. 具有书写病历的能力

16. 下列属于药师在特殊情况下应提示患者的是
A. 服药后预计疗效及起效时间　　　　B. 有否替代药物或其他疗法
C. 近期药品说明书有修改的　　　　　D. 药品的鉴定辨识、贮存和有效期
E. 药品价格是否进入医疗保险报销目录

17. 关于药物利用研究和评价，不正确的是
A. 其目的就是用药的合理化
B. 对全社会的药品市场、供给、处方及其使用进行研究
C. 重点研究药物引起的医药、社会和经济后果
D. 只研究药物因素对药物代谢的影响
E. 从医疗方面评价药物的治疗效果

18. 关于现阶段的药学服务，说法不正确的是
A. 药学工作以从调剂为主向以临床为主转移，调剂不再是药师直接面向患者的工作岗位
B. 药师应与医师共同承担医疗责任
C. 用现代先进的分析技术进行 TDM，是药师提供药学服务的重要方式和途径
D. 应对全社会的药品市场、供给、处方及其使用进行研究，以保证用药的合理化
E. 提供信息服务是药学服务的关键

19. 下列属于用药咨询服务中，不属于药师向医师提供用药咨询服务的是
A. 合理用药信息　　　　B. 新药信息　　　　C. TDM
D. 尊重患者意愿、隐私　　E. ADR

20. 关于药学服务中沟通的意义，下列说法不正确的是
A. 促进药物品牌的推广　　　　B. 解决患者在药物治疗过程中的问题
C. 增加患者对治疗的满意度　　D. 减少医疗事故的发生
E. 确立药物价值观

(二) B 型题 (配伍选择题)

2006 年初发布的国内药历书写原则与推荐格式：
A. 基本情况　　　　B. 病历摘要　　　　C. 用药记录
D. 用药评价　　　　E. SOAP 药历

1. 包括患者姓名、性别、年龄、体重、医疗保险等项的属于
2. 包括用药问题与指导、药学监护计划、TDM 数据等项的属于
3. 包括药品名称、规格、剂量、给药途径、不良反应等项的属于
4. 美国临床药师协会推荐的药历书写格式是
5. 包括既往病史、体格检查、临床诊断等项的属于

在患者用药咨询服务中
A. 咨询环境　　　　B. 咨询方式　　　　C. 咨询内容
D. 药师在特殊情况下的提示　　E. 需要特别关注的问题

6. 患者对用药剂量、用药方法、适应证等的咨询属于

第一章 药学服务

7. 咨询处标志明确、环境舒适属于
8. 药师应尊重患者的意愿,保护患者的隐私属于
9. 对同一种药品有多种适应证或用药剂量范围较大时的提示属于
10. 分为主动和被动两种方式的是

A. 调剂   B. TDM   C. 药物利用研究和评价
D. 药学干预   E. 提供信息服务

11. 对医师处方的规范性和适宜性进行检测是
12. 药师直接面向患者的工作岗位是
13. 以用药的合理化为目的的是
14. 药学服务的关键是
15. 提供药学服务的重要方式和途径是

不宜选用氯化钠注射液溶解的药品

A. 普拉睾酮   B. 洛铂   C. 两性霉素 B
D. 哌库溴铵   E. 氟罗沙星

16. 与氯化钾、氯化钠、氯化钙等联合使用,可使其疗效降低
17. 氯化钠可促进降解
18. 不宜选用氯化钠注射液溶解,以免出现浑浊
19. 应用氯化钠、氯化钙等注射液溶解,可出现结晶
20. 应用氯化钠注射液注射液溶解可析出沉淀

A. 药师开展用药咨询   B. 患者用药咨询   C. 医师用药咨询
D. 护士用药咨询   E. 公众用药咨询

21. 由药师开展,可提高用药依从性,保证用药安全、有效的是
22. 输液药物的配伍以及理化性质变化一般是
23. 补充营养素的知识一般是
24. 对临床合理用药具有关键性作用的是
25. 新药系统评价的信息一般是

A. 克林霉素   B. 维生素 K   C. 对氨基水杨酸钠
D. 万古霉素   E. 雷尼替丁

26. 少数注射药物性质不稳定,遇光易变色
27. 不宜肌内注射或直接静脉注射
28. 静脉注射过快可引起心动过缓、必须控制速度
29. 静脉滴注时间应控制在 1 小时以上的药物
30. 静脉注射速度过快,可见面部潮红、出汗、胸闷等

(三)X 型题(多项选择题)

1. 我国药历的内容一般包括

A. 基本情况   B. 病历摘要   C. 用药记录
D. 用药评价   E. 药物厂家

2. 下列关于书写药历的说法正确的是

A. 是药师进行规范化药学服务的具体体现

B. 是客观记录患者用药史和药师为保证患者用药安全、有效、经济所采取的措施

C. 是医师以药物治疗为中心,发现、分析和解决药物相关问题的技术档案

D. 是开展个体化药物治疗的重要依据

E. 要客观真实,记录药师实际所做的具体内容

3. 沟通作为从事药学服务应具备的素质,其技巧包括

A. 认真聆听　　　　　　B. 注意语言的表达　　　　C. 注意非语言的运用

D. 注意掌握时间　　　　E. 关注特殊人群

4. 投诉类型主要包括

A. 服务态度　　　　　　B. 药品数量　　　　　　　C. 退药

D. 换药　　　　　　　　E. 用药后发生严重的不良反应

5. 药学服务的主要实施内容包括

A. 使医疗、药学、护理有机地结合在一起

B. 既为患者个人服务又为整个社会的国民健康教育服务

C. 积极参与疾病的预防、治疗和保健　　　D. 应为所有需要服务的患者服务

E. 定期对药物的使用和管理进行评估

6. 书写药历中的用药记录时,其主要包括

A. 药品名称　　　　　　B. 给药途径、剂量　　　　C. 用药问题与指导

D. 联合用药　　　　　　E. TDM数据

7. 根据药物咨询对象的不同,可分为哪几种用药咨询

A. 药师　　　　　　　　B. 患者　　　　　　　　　C. 医师

D. 护士　　　　　　　　E. 公众

8. 患者对药品名称的咨询主要包括

A. 曾用名　　　　　　　B. 通用名　　　　　　　　C. 商品名

D. 暂用名　　　　　　　E. 别名

9. 不宜选用葡萄糖注射液溶解的药品有

A. 阿昔洛韦　　　　　　B. 头孢菌素　　　　　　　C. 苯妥英钠

D. 青霉素　　　　　　　E. 瑞替普酶

10. 下列属于药师在特殊情况下应提示患者的是

A. 当患者用药后出现不良反应时　　　　B. 有否替代药物或其他疗法

C. 近期药品说明书有修改的　　　　　　D. 药品的鉴定、辨识、贮存和有效期

E. 使用需要进行血药浓度监测的患者

11. 药历的作用包括

A. 保证患者用药安全　　B. 保证患者用药有效　　　C. 保证患者用药经济

D. 便于患者报销　　　　E. 便于药师开展药学服务

12. 用药咨询

A. 是药师参与全程化药学服务的重要环节　　B. 是药学服务的突破口

C. 对临床合理用药具有关键性作用　　　　　D. 对保证合理用药有重要意义

E. 主要是指患者、医师和护士用药咨询,不包括药师

13. 患者用药咨询服务中,咨询环境要求

第一章 药学服务

A. 远离门诊药房或药店大堂　　B. 适当隐私　　　　　C. 标志明确
D. 必备设备　　　　　　　　　E. 环境舒适
14. 药师可从哪几方面向医师提供用药咨询
A. 新药信息　　　　　　　　　B. 药品质量　　　　　C. 合理用药信息
D. ADR　　　　　　　　　　　E. 禁忌证
15. 从事药学服务应具备的素质为
A. 药学专业知识　　　　　　　B. 沟通交流能力　　　C. 投诉应对
D. 药历书写　　　　　　　　　E. 医疗实践经验

四、答案

历年考题

(一) A 型题

1. C　2. B

(二) X 型题

1. ACD

强化模拟题

(一) A 型题

1. B　2. C　3. B　4. A　5. C　6. D　7. C　8. B　9. E　10. A　11. D　12. B　13. D
14. E　15. A　16. C　17. D　18. A　19. D　20. A

(二) B 型题

1. A　2. D　3. C　4. E　5. B　6. C　7. A　8. E　9. D　10. B　11. D　12. A　13. C
14. E　15. B　16. D　17. B　18. A　19. E　20. C　21. B　22. D　23. E　24. A　25. C
26. C　27. D　28. E　29. A　30. B

(三) X 型题

1. ABCD　2. ABDE　3. ABCDE　4. ABCE　5. ABCE　6. ABD　7. BCDE　8. BCE
9. ABCD　10. ACE　11. ABCE　12. ABCDE　13. BCDE　14. ACDE　15. ABCD

第二章 处方调剂

一、考试大纲

(一)处方概述

1. 处方的定义、性质、分类与组成
(1)处方的定义
(2)处方的性质
(3)处方的分类
2. 处方的书写
(1)处方书写的要求
(2)处方常见外文的缩写及含义
(3)处方中容易混淆的中文药名

(二)处方审核

1. 资质审查
(1)审核资质
(2)审核内容
2. 适宜性审核
(1)处方用药与病症诊断的相符性
(2)剂量、用法和疗程的正确性
(3)选用剂型与给药途径的合理性
(4)是否有重复用药现象
(5)对规定必须做皮试的药物,处方医师是否注明过敏试验及结果判定
(6)是否有潜在临床意义的药物相互作用和配伍禁忌
3. 审核结果分类
(1)合理处方
(2)不合理处方(包括不规范处方、用药不适宜处方及超常处方)

(三)处方调配、核查与发药

1. 处方调配
(1)四查十对的内容
(2)处方调配注意事项
(3)特殊调剂
2. 核查与发药
(1)核查的项目
(2)发药注意事项

（四）用药指导

1. 患者依从性
   (1) 患者缺乏依从性产生的后果
   (2) 提高依从性的方法
2. 药品的正确使用方法
   (1) 药品服用的适宜时间
   (2) 剂型的正确使用（滴丸、泡腾片、舌下片、咀嚼片、软膏剂、含漱剂、滴眼剂、眼膏剂、滴耳剂、滴鼻剂、鼻用喷雾剂、栓剂、透皮贴剂、膜剂、气雾剂、缓、控释制剂）
3. 应用药品的特殊提示
   (1) 饮水对药品疗效的影响
   (2) 饮食及吸烟对药品疗效的影响

（五）用药差错与防范

1. 用药差错的界定
   (1) 用药差错分类
   (2) 用药差错监测
2. 处方调配差错的防范
   (1) 处方调配差错的内容
   (2) 处方调配差错出现的原因
   (3) 处方调配差错的防范与处理
3. 调配差错的应对原则和报告制度
   (1) 调配差错的报告制度
   (2) 调配差错处理的步骤
   (3) 调配差错的调查。
   (4) 改进措施

（六）药学计算

1. 给药剂量的计算
   (1) 老幼剂量的换算方法
   (2) 药物剂量单位换算
2. 浓度的计算
   (1) 百分浓度计算
   (2) 高浓度向低浓度稀释
   (3) 两种浓度混合的换算
   (4) 摩尔浓度的换算
3. 抗生素及维生素计量单位的换算
   (1) 抗生素效价与质量的换算
   (2) 维生素类药常用单位与质量的换算

4. 药物渗透压计算
(1)冰点降低数据法
(2)氯化钠等渗当量法

二、应试指南

(一)处方概述

1. 处方的定义　是指医疗和生产中关于药剂调制的一项重要书面文件。广义言之,制备任何一种药剂或制剂的书面文件,均可称为处方。

2. 处方的性质
(1)法律性:因开具处方或调配处方所造成的医疗差错或事故,医师和药师分别负有相应的法律责任。医师具有诊断权和开具处方权,但无调配处方权;药师具有审核、调配处方权,但无诊断权和开具处方权。
(2)技术性:开具或调配处方者都必须由经过医药院校系统专业学习,并经资格认定的医药卫生技术人员担任。医师对患者作出明确的诊断后,在安全、有效、经济的原则下,开具处方。药学技术人员应对处方进行审核,并按医师处方准确、快捷地调配,将药品发给患者应用。表现出开具或调配处方的技术性。
(3)经济性:处方是药品消耗及药品经济收入结账的凭证和原始依据,也是患者在治疗疾病,包括门诊、急诊、住院全过程中用药报销的真实凭证。

3. 处方的分类
(1)法定处方:主要指《中华人民共和国药典》、国家食品药品监督管理局颁布标准收载的处方,具有法律的约束力。
(2)医师处方:是医师为患者诊断、治疗和预防用药所开具的处方。
(3)协定处方:是医院药剂科与临床医师根据医院日常医疗用药的需要,共同协商制订的处方。适于大量配制和储备,便于控制药品的品种和质量,提高工作效率,减少患者取药等候时间。每个医院的协定处方仅限于在本单位使用。

4. 处方的书写
(1)处方书写的基本要求:每张处方只限一名患者使用;字迹应当清楚,不得涂改,如有修改必须在修改处签名并注明修改日期;化学药、中成药处方,每一种药品必须另起一行,每张处方不得超过5种药品;中药饮品的书写,可按君臣佐使的顺序排列;开具处方后的空白处应画一斜线,以示处方完毕;处方一般不超过7日用量,急诊处方不得超过3日用量,对于慢性病、老年病或特殊情况,处方可适当延长,淡医师必须注明理由等。
(2)处方中常见的外文缩写及含义:医师在书写处方正文时,如药物的用法(包括剂量、服用时间及次数)和调配方法等内容,经常采用拉丁文缩写或者英文缩写表示。药师应掌握处方中常用的外文缩写,并理解其中文含义。
(3)处方中容易混淆的中文药名:化学药品的品种很多,名称各异;有些药品的名称(通用名或商品名)在中文表述上极为相似,如消炎痛和消心痛,但药理作用却完全不同。这就要求医师和药师在处方书写及审核时,要注意识别。

(二)处方审核

1. 处方的形式审核

(1)审核资质:药学专业技术人员须凭医师处方调剂处方药品,非经医师处方不得调剂。取得药学专业技术资格者方可从事处方调剂工作。

(2)审核内容:药学专业技术人员应当认真逐项检查处方前记、正文和后记书写是否清晰、完整,并确认处方的合法性。其中包括处方类型(麻醉药品处方、急诊处方、儿科处方、普通处方)、处方开具时间、处方的报销方式(公费医疗专用、医疗保险专用、部分自费、自费等)、有效性、医师签字的规范性等。

2. 用药适宜性的审核

(1)处方用药与病症诊断的相符性:处方用药须与临床诊断密切相符,医师开具的处方在病情与诊断栏中明确记录对患者的诊断。药师应审查处方用药与临床诊断的相符性,即加强合理用药的监控。处方用药与临床诊断不相符的典型情况如下:①非适应证用药;②超适应证用药;③撒网式用药;④非规范用药;⑤盲目联合用药;⑥过度治疗用药。

(2)药物剂量与用法:剂量即药物治疗疾病的用量。但一部分抗菌药物、性激素、维生素、凝血酶及抗生素,由于效价不恒定,只能靠生物检定与标准品比较的方法来测定,因此采用特定的"IU"或"U"表示剂量。药师在审核处方时应注意核对剂量和剂量单位,同时注意单位时间内进入机体的药量,特别是静注或静滴时的速度,过快也会造成单位时间内进入体内药量过大而引起毒性反应。

(3)剂型与给药途径:药物为适应治疗或预防的需要而制成的药物应用形式,称为药物剂型。适宜的剂型能完全改变某些药物的作用;能调节药物作用的快慢、强度和持续时间;能降低药物的不良反应和毒性。

(4)是否有重复给药现象:重复用药系指一种化学单体的药物,同时或序贯应用,导致作用和剂量的重复。重复用药易发生药品不良反应和用药过量:①一药多名;②中成药中含有化学药成分。

(5)对规定必须做皮试的药物,处方医师是否注明过敏试验及结果的判定:有些药品如抗生素中β内酰胺类的青霉素等,氨基糖苷类的链霉素,以及碘造影剂、局麻药、生物制品(酶、抗毒素、类毒素、血清、菌苗、疫苗)等药品在给药后极易引起过敏反应,甚至出现过敏性休克。为安全起见,需根据情况在注射给药前进行皮肤敏感试验,皮试后观察15~20分钟,以确定阳性或阴性反应。

(6)药物相互作用和配伍禁忌

• 药物相互作用的含义:药物相互作用是指两种或两种以上的药物合并或先后序贯使用时,所引起的药物作用和效应的变化。即一种药受另一种药的影响,或由于其间与人体的作用,改变了药品原有的性质、体内过程和组织对药品的敏感性,改变了药品的效应和毒性。药物相互作用是双相的,既可能产生对患者有益的结果,使疗效协同或毒性降低;也可能产生对患者有害的结果,使疗效降低和毒性增强,有时会带来严重后果,甚至危及生命。药物相互作用有发生在体内的药动学、药效学方面的作用;亦有发生在体外的相互作用,如引起理化反应使药品出现混浊、沉淀、变色和活性降低,即为药物的配伍禁忌。

• 药物相互作用对药效学的影响:①作用相加或增加疗效;②协同作用和减少药品不良反

应；③敏感化作用；④拮抗作用；⑤增加毒性或药品不良反应。
- 药物相互作用对药动学的影响：①影响吸收；②影响分布；③影响代谢；④影响排泄。
- 外配伍禁忌：药物配伍禁忌主要表现在静注、静脉滴注及肠外营养液等溶液的配伍，包括药液的混浊、沉淀、变色和活性降低等变化。药师在审查处方时应严格审查药品的相互作用和配伍禁忌，对有益的相互作用宜给予支持；对有害的药物相互作用，应对处方医师提出建议或拒绝调配；对目前尚有争议的相互作用，宜提示医师注意，或在监护的条件下用药。
- 药物的联合应用：①化学药与中成药联合应用的优势。②中成药、化学药合用的基本原则：中药是含有多种有效成分的天然药物，其汤剂更是成分复杂，但它同化学药一样具有疗效和毒性的两重性，众多中、化学药联合应用于同一机体，其药理作用相当复杂。因此中、化学药联合应用的基本原则是药简力专，取长补短，发挥独特疗效和各自优势。对单味中药或化学药疗效可靠的疾病，一般不应联用，更不应作为中、化学药联用的研究范围。③规避和预防药物配伍禁忌：任何事物都有双重性，中、化学药同服也可能会发生相互作用而引起不良反应，导致严重后果，应利弊权衡，避免盲目同服。

3. 审核结果分类

(1)合理处方：认真逐项检查处方的前记、正文和后记书写是否清晰完整，并确认处方的合法性。

(2)不合理处方（包括不规范处方、用药不适宜处方及超常处方）

(三)处方调配、核查与发药的具体内容

1. 处方调配

(1)四查十对：《处方管理办法》中明确提出，在调剂处方过程中必须做到"四查十对"，四查十对是：查处方，对科名、姓名、年龄；查药名，对药名、剂型、规格、数量；查配伍禁忌，对药品性状、用法用量；查用药合理性，对临床诊断。药师在审查过程中发现处方中有不利于患者用药处或其他疑问时，应拒绝调配，并联系处方医师进行干预，经医师改正并签字确认后，方可调配。对发生严重药品滥用和用药失误的处方，应当按有关规定报告。

(2)处方调配的注意事项：①仔细阅读处方，按照药品的顺序逐一调配；②对贵重药品、麻醉药品等分别登记账卡；③调配药品时应检查药品的批准文号，并注意药品的有效期，以确保使用安全；④药品调配齐全后，与处方逐一核对药品名称、剂型、规格、数量和用法，准确、规范地书写标签；⑤对需特殊保存条件的药品应加贴醒目标签，以提示患者注意；⑥尽量在每种药品上分别贴上用法、用量、储存条件等标签，并正确书写药袋或粘贴标签；⑦调配好一张处方的所有药品后再调配下一张处方，以免发生差错；⑧核对后签名或盖名章。

(3)特殊调剂：根据患者个体化用药的需要，药师应在药房中进行特殊剂型或剂量的临时调配，如稀释液体、研碎药片并分包、分装胶囊、制备临时合剂、调配软膏剂等，应在清洁环境中操作，并作记录。

2. 核查与发药

(1)核查：处方药品调配完成后由另一药师进行核查。内容包括再次全面认真地审核一遍处方内容，逐个核对处方与调配的药品、规格、剂量、用法、用量是否一致，逐个检查药品的外观质量是否合格（包括形状、色、嗅、味和澄明度），有效期等均应确认无误，检查人员签字。

(2)发药的注意事项：发药是处方调剂工作的最后环节，要使差错不出门，必须把好这一关。

(四)用药指导

1. 依从性

(1)患者缺乏依从性产生的主要后果:①治疗失败:有的患者因对依从性缺乏正确认识与理解,随意自行调整药物剂量或随意停药,以致治疗失败;②严重中毒:有的患者在接受药物治疗初期,因效果不显著自行加大用药剂量,可发生严重中毒,如地高辛。此外有的本来在门诊可以诊治的疾病,由于患者缺乏依从性而要求住院静脉输液治疗,结果造成肺水肿,甚至危及生命;③干扰临床试验结果:在新药临床试验中,如果其中1种药物具有令人不快的外观和气味,或者用药方法较为繁琐,此时应对患者对这种药物的依从性进行严格监控,否则临床设计良好的双盲、随机和对照研究会因患者缺乏依从性而失败。

(2)提高依从性的方法:①简化治疗方案由于某些患者用药品种较多,且用法大多是每日3～4次,患者难以按时用药,如果能将用药方案的复杂性降低到最低程度,将有利于提高患者的依从性;②改善服务态度:医师开具处方应执行"处方规则",做到安全、有效、经济的合理用药,药师应不断提高调配处方的水平,认真审方、调配,发药时应耐心交代用药方法,对毒副作用较大的药品以及一些特殊用药方法更应详细交代,尽量使患者能掌握用药方法与有关注意事项,这样才能提高患者的用药依从性;③加强用药指导:门诊可设立用药咨询窗口,由有经验的高年资药师担任,并发放《用药指导》宣传资料,从多角度对患者进行正确用药方面的指导,包括药物的效果、不良反应、用药注意事项等;④改进药品包装:改进药品包装为解决不依从性问题提供了一条简捷途径,在发达国家已经实行了UDDS,我国可根据条件学习改进。药品包装上的标签应醒目、通俗、简单明了,必要时可附加标签以示补充。

2. 药品的正确使用方法

(1)部分药品服用的适宜时间:根据时辰药理学,选择最适宜的服药时间,可达到以下效果:①顺应人体生物节律的变化,充分调动人体内积极的免疫和抗病因素;②增强药物疗效,或提高药物的生物利用度;③减少和规避药品不良反应;④降低给药剂量和节约医药资源;⑤提高用药依从性。

(2)剂型的正确使用:滴丸、泡腾片剂、舌下片、咀嚼片、软膏剂、乳膏剂、含漱剂、滴眼剂、眼膏剂、滴耳剂、滴鼻剂、鼻用喷雾剂、栓剂、透皮贴剂、膜剂、气雾剂、缓、控释剂。

(3)服用药品的特殊提示:①服用药物宜多喝水:平喘药、利胆药、蛋白酶抑制药、双膦酸盐、抗痛风药、抗尿结石药、电解质、磺胺药、氨基糖苷类抗生素等;②饮食与吸烟对药品疗效的影响:饮酒、喝茶、喝咖啡、食醋、食盐、脂肪或蛋白质、吸烟等。

3. 应用药品的特殊提示

(1)饮水对药物疗效的影响:宜多饮水的药物:平喘药,利胆药,蛋白酶抑制剂,抗痛风药,抗尿结石药,电解质等。限制饮水的药物:止咳药如止咳糖浆、甘草合剂等,预防心绞痛发作的药物如硝酸甘油片等,抗利尿药等。不宜用热水送服的药物:助消化药,维生素类,活疫苗等。

(2)饮食及吸烟对药品疗效的影响。

(五)处方调配差错的防范与处理

1. 用药差错的界定

(1)用药差错分类

(2)用药差错监测

2. 处方调配差错的防范

(1)处方差错的表现:①处方差错的内容,包括药品名称差错,药品调剂或剂量差错,药品与适应证不符,剂型或给药途径差错,给药时间差错,疗程差错,药物有配伍禁忌,药物标识差错。②处方差错的类别包括由于医生处方差错,而药师没有审核出来,导致用药差错;医生处方正确,药师调配处方差错导致用药差错;医生处方正确,护士执行医嘱错误,导致用药差错;医生处方正确,患者执行医嘱错误导致用药差错。

(2)出现差错的原因:①调配工作时精神不集中或业务部熟练;②选择药品错误;③处方辨认不清;④缩写不规范;⑤药品名称相似;⑥药品外观相似;⑦分装;⑧稀释;⑨标签;⑩其他。

(3)差错的防范和处理:药师在调配药品全程的各环节中,必须增强责任心和集中注意力,做到将正确的药品和准确的数量发给相应的患者。每个环节的工作人员必须掌握必要的预防措施以减少和预防调配错误的发生;同时指导和提示患者正确应用药品,提高疗效,减少药品不良反应的发生。①在调配处方过程中严格遵守《药品管理法》、《药品经营质量管理规范》、《医疗机构药事管理办法》、《药品不良反应报告和监测管理办法》等有关法律、法规及医疗单位有关医疗行为的各项规定。②严格执行有关处方调配各项管理及工作制度,熟知工作程序及工作职责,保障患者用药安全。③建立"差错、行为过失或事故"登记,对差错及时处理,严重者及时报告。④建立首问责任制。无论所发生的差错是否与己有关,第一个接到患者询问、投诉的药师必须负责接待患者或其家属,就有关问题进行耐心细致的解答,并立即处理或向上级药师报告。不得推诿和逃避患者及其家属的询问和投诉,以免事态的进一步扩大。⑤为减少和预防差错的发生,在以下方面需遵守规则:药品储存、调配处方、发药、制定明确的差错防范措施。

3. 调配差错的应对原则和报告制度

(1)所有调配差错必须及时向部门负责人报告:要进行登记,明确责任,并由部门责任人向药房主任或药店值班经理报告,及时与患者的家属联系更正错误,并致歉。部门负责人应调查差错发生的经过、原因、责任人,分析出现差错危害的程度和处理结果。

(2)差错的处理应遵循下列步骤:①建立本单位的差错处理预案;②向患者或护士反映药品差错时,必须立即核对相关的处方和药品;如果是发错了药品或发错患者,药师应立即按照本单位的差错预案迅速处理并上报部门负责人;③根据差错后果的严重程度,分别采取救助措施,如请相关的医师帮助救治或治疗,到病房或患者家中更换药品、致歉、随访,取得谅解;④若遇到患者自己用药不当、请求帮助,应积极提供救助指导,并提供用药指导。

(3)进行彻底的调查并向药房主任或药店经理提交一份"药品调查差错报告":报告应涵盖以下内容:①差错的事实;②发现差错的经过;③确认差错发生的过程细节;④经调查确认导致差错发生的原因;⑤事后对患者的安抚与差错处理;⑥保存处方的复印件。

(4)改进措施:①对杜绝再次发生类似差错提出建议;②药房主任或药店经理应修订处方调配工作流程,以利于防止或减少类似差错的发生;③药房主任或药店经理应将发生的重大差错向医疗机构、药政管理部门报告,由医疗机构管理部门协同相关科室,共同杜绝重大差错的发生;④填写"药品调配差错报告表"。

(六)药学计算

1. 给药剂量的计算
(1)老幼剂量的换算
• 老年人用药剂量的调整:老年人随着年龄的增长,其器官和组织均发生着相应的变化,药物在人体内吸收、分布、代谢、排泄的过程中,与其靶器官的作用也发生了相应的改变,其结果是药物的血药浓度增加,血浆半衰期延长,对正常药物剂量不能耐受,因此,易发生药物过量或不良反应。对老年人应详细询问药史,注意个体差异;严密观察用药后的反应,一有异常迹象,应立即停药,尽早给予相应处理或及时送往医院。60岁以上老年人用药剂量应酌减,一般给予成人剂量的3/4,初始剂量要更少,为成人剂量的1/2~1/3,使用时可根据患者体质、肝肾功能、药物性质等多方面因素酌情决定。

• 儿童用药剂量的计算:可分别根据儿童年龄、体重、体表面积以及按成人剂量折算表进行计算。其中按体表面积计算剂量最为合理,适用于各个年龄阶段,包括新生儿及成人,即不论任何年龄,其每平方米体表面积的剂量是相同的。对某些特殊的治疗药,如抗肿瘤药、抗生素、激素,应以体表面积计算。

(2)药物剂量单位与换算:在药品标示物的剂量单位表示上,主要可进行换算的重量单位有5级,即千克(kg)、克(g)、毫克(mg)、微克(μg)和纳克(ng)。可进行换算的容量单位有3级,即升(L)、毫升(ml)及微升(μl)。

2. 浓度的相关计算
(1)浓度:百分浓度、摩尔浓度、比例浓度、百万分浓度。
(2)高浓度向低浓度稀释:$C_浓 \times V_浓 = C_稀 \times V_稀$。
(3)两种浓度混合的换算:可用交叉法计算 $C_3 = (C_1 \times A + C_2 \times B)/(A+B)$。
(4)摩尔浓度的换算:①不用密度进行换算的公式;②需用密度进行换算的公式。

3. 抗生素及维生素质量单位的换算
(1)抗生素效价与质量的换算:抗生素按照生产和提纯方法不同可分成天然、半合成和全合成抗生素,前两者依据性质的不同,分别以质量(重量)或效价单位表示,其间质量与效价的换算有一定比例。
(2)维生素类药物常用单位与质量的换算

4. 药物渗透压计算
(1)冰点降低数据法:
$$W = 0.52 \times V/(100 \times b)$$
式中,V为需配置等渗溶液的体积;b为该药的1%冰点下降值;W为所需加入的药量。
(2)氯化钠等渗当量法:
$$W = 0.9\% \times V/E$$
式中,W为配制等渗溶液所需加入的药量;V为所配制溶液的体积;E为1克药物的氯化钠等渗当量。

三、考前模拟

历年考题

1. 下列哪一项不是病人缺乏依从性的后果
   A. 导致治疗失败　　　　B. 药物对照研究中干扰临床试验结果
   C. 造成严重中毒　　　　D. 危及生命安全　　　　E. 简化治疗方案

2. 甲类非处方药专有标识为
   A. 绿色　　　　　　　B. 红色　　　　　　　　C. 黄色
   D. 蓝色　　　　　　　E. 白色

3. 按规定,一般处方限量为
   A. 一日量　　　　　　B. 三日量　　　　　　　C. 五日量
   D. 七日量　　　　　　E. 二周量

4. 每天的外文缩写是
   A. q.　　　B. q.g　　　C. q.i.d　　　D. q.h　　　E. q.d

5. 麻醉药品处方至少保存
   A. 1年　　　B. 2年　　　C. 3年　　　D. 4年　　　E. 5年

6. 处方后记不包括
   A. 处方编号　　　　　B. 医师签名　　　　　　C. 配方人签名
   D. 核对人签名　　　　E. 发药人签名

7. 可根据监测凝血酶原时间调整用药剂量的是
   A. 氯吡格雷　　　　　B. 噻氯匹定　　　　　　C. 华法林钠
   D. 西洛他唑　　　　　E. 阿司匹林

8. 异戊巴比妥的成人一次剂量为140mg,则体重为20kg小儿一次剂量应是
   A. 5mg　　　　　　　B. 10mg　　　　　　　　C. 20mg
   D. 40mg　　　　　　E. 80mg

9. 为患者治疗需用3%氯化钠注射液1 000ml,现有10%和0.9%的氯化钠注射液,应分别取
   A. 231ml 和 769ml　　B. 250ml 和 750ml　　　C. 275ml 和 725ml
   D. 306ml 和 694ml　　E. 402ml 和 598ml

10. 服用时应多饮水,同时应碱化尿液以防止尿酸结石形成的药物是
    A. 阿仑膦酸钠　　　　B. 氨苄西林　　　　　　C. 氨茶碱
    D. 苯溴马隆　　　　　E. 苯海拉明

11. 调剂处方时必须做到"四查十对","四查"是指
    A. 查处方、查药品、查剂量、查配伍禁忌
    B. 查处方、查药品、查数量、查配伍禁忌
    C. 查处方、查药品、查剂型、查药价
    D. 查处方、查药品、查配伍禁忌、查用药合理性
    E. 查处方、查药品、查药品包装、查药品性状

12. 以效价单位 U(单位)表示药品剂量的肝素,每 1mg 不少于
   A. 100U   B. 150U   C. 200U
   D. 250U   E. 275U
13. 二甲双胍的最佳服用时间是
   A. 餐前   B. 清晨空腹   C. 餐中
   D. 餐后   E. 睡前

强化模拟题

(一)A 型题(最佳选择题)

1. 关于处方书写,下列哪条是错误的
   A. 处方记载的患者一般情况、临床诊断应清晰、完整,并与病历记载相一致
   B. 当药品需超剂量使用时,药师需要在处方上加盖"超"字图章
   C. 每张处方只限于一名患者的用药
   D. 处方字迹应当清晰,不得涂改
   E. 年龄必须写实足年龄,新生儿、婴幼儿写日、月龄,必要时注明体重
2. 处方中"每日 3 次"的英文缩写是
   A. t. a. d   B. t. u. d   C. t. i. d
   D. t. d. d   E. t. c. d
3. 处方量一般不得超过
   A. 一日量   B. 三日量   C. 五日量
   D. 七日量   E. 九日量
4. 由于与口服降糖药甲苯磺丁脲发生相互作用而使降血糖作用减弱的药是
   A. 水杨酸类   B. 贝特类   C. 氢氯噻嗪类
   D. 磺胺类   E. 香豆素类
5. 氨基糖苷类抗生素与依他尼酸合用可造成损害的是
   A. 心功能   B. 肝功能   C. 脾功能
   D. 肺功能   E. 肾功能
6. 关于处方调配,下列说法不正确的是
   A. 调配药品时应检查药品的批准文号,并注意药品的有效期,以确保使用安全
   B. 对需要特殊保存条件的药品应加贴醒目标签,以提示患者注意
   C. 相近的几张处方可同时调配以提高工作效率
   D. 处方调配过程中,对贵重药品、麻醉药品等分别登记账卡
   E. 药品调配齐全后,与处方逐一核对药品名称、剂型、规格、数量和用法,准确、规范地书写标签
7. 宜在饭后服用的药品是
   A. 西沙必利   B. 维生素 B_2 C. 多潘立酮
   D. 头孢拉定   E. 甲氧氯普胺
8. 二甲双胍的最佳服用时间为
   A. 餐前   B. 餐中   C. 餐后

D. 清晨　　　　　　　　　E. 睡前

9. 关于滴丸,下列说法不正确的是
A. 滴丸剂多用于病情急重者,如冠心病、心绞痛、咳嗽、急慢性支气管炎等
B. 服用滴丸剂量不能过大　　　C. 是仅供口服使用的一种制剂
D. 宜以少量温开水送服,有些可直接含于舌下　　　E. 保存中不宜受热

10. 下列应用软膏剂和乳膏剂时宜注意事项中不正确的是
A. 涂敷前将皮肤清洗干净　B. 对于破损、溃烂、渗出的部位一般不要涂敷
C. 涂敷部位有烧灼或瘙痒应立即停药　　　D. 涂敷后轻轻按摩可提高疗效
E. 可涂敷于口腔、眼结膜

11. 提高病人用药依从性的方法不包括
A. 简化治疗方案　　　B. 改善服务态度　　　C. 加强用药指导
D. 改进药品包装　　　E. 降低药品价格

12. 抗酸药复方制剂组分中有 Ca^{2+}、Mg^{2+}、Al^{3+}、Bi^{3+},与下列哪种药物同服,可形成难溶性的配位化合物(络合物)而不利于吸收,影响疗效
A. 四环素　　　　　　B. 雷尼替丁　　　　　C. 西咪替丁
D. 奥美拉唑　　　　　E. 泮托拉唑

13. 使用眼膏剂时,下列步骤操作不正确的是
A. 头部后仰,眼向上望,用食指轻轻将下眼睑拉开成一袋状
B. 清洁双手,打开眼膏管口
C. 压挤眼膏剂尾部,使眼膏呈线状溢出
D. 多次开管和连续使用超过 2 个月的眼膏不要再用
E. 眨眼数次,尽量使眼膏分布均匀

14. 单剂量配方系统中进行单独包装的药品不包括
A. 泡腾片剂　　　　　B. 注射剂　　　　　　C. 胶囊剂
D. 丸剂　　　　　　　E. 舌下片

15. 下列说法不正确的是
A. 对青霉素、头孢菌素等易致过敏反应的药品,注意提示患者在用药前进行皮肤敏感试验,阳性反应者禁用
B. 在对病人进行皮肤敏感试验后,应观察15～20分钟,以确定阳性或阴性反应
C. 若药厂医药代表已做出口头承诺或药厂出具了证明文件,对青霉素过敏者或头孢菌素过敏者则可以放心使用,无需进行皮试
D. 为使患者用药安全有效,在使用青霉素 G 钠(钾)及其同类抗生素的口服制剂时,对尚未进行皮试者、结果阳性或结果未明确者应拒绝调配药品
E. 所有抗毒素,血清,半合成青霉素,青霉素或头孢菌素类的复方制剂均应按说明书要求做皮肤试验

16. 同时应用排钾利尿药与强心苷容易引起心律失常,这是一种
A. 发生在同一受体上的拮抗作用　　　B. 发生在同一受体上的相加作用
C. 发生在不同受体或作用部位的协同作用　　　D. 敏感化作用
E. 发生在不同受体或作用部位的相加作用

第二章 处方调剂

17. 下列药物限制饮水的药物是
A. 氨茶碱　　　　　　B. 链霉素　　　　　　C. 硝酸甘油片
D. 磺胺嘧啶　　　　　E. 羟甲香豆素

18. 下列哪项是发药工作的错误做法
A. 发药时应逐一核对药品与处方的相符性,检查药品剂型、规格、剂量、数量、包装,并签字
B. 发现处方调配有错误时,应将处方与药品退回调配处方者,并及时更正
C. 发药时向患者交代每种药品的服用方法和特殊注意事项
D. 发药时不接受患者的咨询问题
E. 发药时应注意尊重患者隐私

19. 下列哪项不属于处方差错的内容
A. 药品名称出现差错　　　B. 药品调剂或剂量差错　　　C. 药品与其适应证不符
D. 剂型或给药途径差错　　E. 药品划价出现差错

20. 最为合理的儿童用药剂量的计算方法是按
A. 年龄计算　　　　　　B. 体重计算　　　　　　C. 身高计算
D. 肝肾功能计算　　　　E. 体表面积计算

21. 60岁以上老年人用药剂量一般是
A. 成人剂量　　　　　　B. 成人剂量的1/2　　　　C. 成人剂量的1/3
D. 成人剂量的3/4　　　　E. 成人剂量的1/4

22. 下列关于维生素类药物常用单位与质量的换算,错误的是
A. 维生素 E 1U 相当于 0.5mgdl-α 生育酚
B. 维生素 A 的计量常以视黄醇当量(RE)表示
C. 1U 维生素 A＝0.3μg 维生素 A＝0.3RE
D. 维生素 E 现多以生育酚当量(alphaTE)替代单位(U)
E. 维生素 D 每 40000U＝1mg

23. 百分浓度之间换算的公式正确的是
A. ％(g/ml)＝％(g/g)×d(溶液)　　　　B. ％(g/ml)＝％(g/g)×d(溶质)
C. ％(g/g)＝％(g/g)×d(溶质)　　　　　D. ％(g/g)＝％(g/g)×d(溶液)
E. ％(ml/ml)＝％(g/g)×d(溶液)

24. 配制1％普鲁卡因500ml,调节成等渗溶液需要氯化钠多少克
A. 3.75　　　　　　　B. 4.55　　　　　　　C. 3.45
D. 7.65　　　　　　　E. 4.75

(二)B型题(最佳配伍题)

A. qn.　　　　　　　　B. pc.　　　　　　　　C. O.U.
D. q.o.d.　　　　　　E. im.

1. 双眼的英文缩写是
2. 饭后的英文缩写是
3. 肌内注射的英文缩写是
4. 隔日一次的英文缩写是

5. 每晚的英文缩写是
A. 饭前服用　　　　　　B. 饭后服用　　　　　　C. 饭间服用
D. 清晨服药　　　　　　E. 睡前服用
6. 为减少对胃肠的刺激,服用非甾体抗炎药双氯芬酸宜在
7. 为使镇痛作用持久,服用非甾体抗炎药舒林酸宜在
8. 服用能够起到止泻作用的鞣酸蛋白时,宜在
9. 为了更有效地控制哮喘的发作,平喘药沙丁胺醇的服用宜在
10. 避免夜间排尿次数过多宜在
A. 合剂　　　　　　　　B. 临睡时　　　　　　　C. 饭前（服）
D. 生理盐水　　　　　　E. 口服
11. NS
12. Ac.
13. po.
14. hs.
15. mist.
A. 水、水剂　　　　　　B. 胶囊（剂）　　　　　C. 皮下的（尤指皮下注射）
D. 液、溶液　　　　　　E. 软膏剂
16. Liq. 是指
17. H. 是指
18. Aq. 是指
19. ung. 是指
A. 无治疗指征盲目补钙而致便秘　　　　B. 轻度感染应用最新的抗菌药物
C. 二甲双胍用于非糖尿病患者减肥　　　D. 流感病毒感染给予抗菌药物
E. 病因未明盲目用药
在用药适应性审核中
20. 属于非适应证用药的是
21. 属于超适应证用药的是
22. 属于撒网式用药的是
23. 属于过度治疗给药的是
A. 胶囊剂　　　　　　　B. 片剂　　　　　　　　C. 栓剂
D. 注射剂　　　　　　　E. 长效制剂
24. 氨茶碱适宜于哮喘发作时应用的速效剂型是
25. 在保存中会逐渐硬化影响其崩解度,以致吸收量降低的吲哚美辛的剂型是
26. 可避免药物直接作用于胃肠黏膜而引起一系列胃肠反应的吲哚美辛的剂型是
A. 消渴丸　　　　　　　B. 咳君安片　　　　　　C. 重感冒灵片
D. 清咳散　　　　　　　E. 胃泰康胶囊
27. 主要的化学药成分有氯苯那敏和安乃近的是
28. 主要的化学药成分是溴己新的是
29. 主要的化学药成分有格列本脲的是

30. 主要的化学药成分有氢氯噻嗪的是
A. 磺胺甲噁唑与甲氧苄啶合用　　　　B. 阿托品与普萘洛尔合用
C. 阿片类药与纳洛酮合用　　　　　　D. 氨基糖苷类抗菌药与万古霉素合用
E. 排钾利尿药与利舍平合用

在药物相互作用中
31. 属于减少药品不良反应的是
32. 属于增加药物不良反应的是
33. 属于拮抗作用的是
34. 属于作用相加的是

A. 辛伐他汀　　　　　　B. 帕罗西汀　　　　　　C. 奥利司他
D. 伊维菌素　　　　　　E. 西咪替丁

35. 睡前给药的是
36. 清晨给药的是
37. 餐前给药的是
38. 餐中给药的是

A. 皮内0.2ml　　　　B. 皮内0.1ml　　　　C. 皮内0.03~0.05ml；划痕1滴；滴眼1滴
D. 皮内0.1ml　　　　E. 静注1ml

下列药物在进行皮肤敏感试验时的给药方法与剂量分别为
39. 细胞色素C注射剂
40. 降纤酶注射剂
41. 青霉素钠注射剂
42. 抑肽酶注射剂

A. 痢特敏片　　　　　B. 咳喘膏　　　　　　C. 苏菲咳糖浆
D. 菊兰抗流感片　　　E. 新癀片

43. 主要的化学药成分有吲哚美辛的中成药是
44. 主要的化学药成分有异丙嗪的中成药是
45. 主要的化学药成分有甲氧苄啶的中成药是
46. 主要的化学药成分有麻黄碱的中成药是

A. 便秘　　　　　　　B. 口干、血压过低　　　　C. 急性肾衰竭、贫血
D. 胃刺激、肝功能异常　　E. 皮疹、瘙痒、贫血、白细胞减少

重复使用下列药品可能发生的不良反应为
47. 强力感冒片
48. 胃泰康胶囊
49. 溃疡宁片
50. 痢特敏片

A. 缓释制剂　　　　　B. 栓剂　　　　　　　C. 水溶液
D. 注射剂　　　　　　E. 乳膏剂

关于剂型的正确选用
51. 皮肤病慢性期时，此时皮损增厚，呈苔藓样变，可选用

52. 醋酸氯己定用于治疗阴道炎,可选用
53. 用氨茶碱治疗哮喘,为避免夜间服药,应选用
54. 为避免吲哚美辛引起的胃肠道不良反应,可选用

A. 硫酸阿托品　　　　　B. 西司他丁钠　　　　　C. 维生素
D. 卡比多巴　　　　　　E. 乙胺嘧啶

55. 与铁剂连用可以促成铁剂吸收的是
56. 与左旋多巴联用可以增加脑内多巴胺含量的是
57. 与青蒿素联用可以延缓其抗药性产生的是
58. 与亚安培南联用可以阻断肾脏对其的代谢,保证药物有效性的是
59. 与解磷定联用可以提高其治疗有机磷中毒疗效的是

A. 美西律　　　　　　　B. 甲氧氯普胺　　　　　C. 阿托品
D. 奎尼丁　　　　　　　E. 硝苯地平

60. 与硫酸镁合用有协同利胆作用的是
61. 与普萘洛尔合用对室性早搏与心动过速有协同作用的是
62. 与吗啡联用能减轻平滑肌痉挛而加强镇痛作用的是

A. 成人用药量　　　　　B. 3/4 成人用药量　　　　C. 2/5～1/2 成人用药量
D. 1/14～1/7 成人用药量　　E. 1/2～2/3 成人用药量

63. 60 岁以上老人用药参考剂量一般是
64. 8 岁儿童用药参考剂量应是
65. 1～6 个月幼儿用药参考剂量应是
66. 9～14 岁儿童用药参考剂量应是

A. 餐中　　　　　　　　B. 睡前　　　　　　　　C. 清晨
D. 餐后　　　　　　　　E. 餐前

67. 服用抗过敏药赛庚啶宜在
68. 服用降糖药甲苯磺丁脲宜在
69. 服用降糖药二甲双胍宜在
70. 服用非甾体抗炎药舒林酸宜在
71. 服用非甾体抗炎药布洛芬宜在

A. (年龄×成人剂量)/(年龄＋12)　　　B. 0.05×(月龄＋2)×成人剂量
C. 成人剂量/70×小儿体重(kg)　　　　D. (体重×0.035)＋0.1
E. 成人剂量×儿童体表面积(m^2)/1.73m^2

72. 计算小儿体表面积的公式是
73. 按年龄用 Young's 公式计算剂量的公式是
74. 按小儿体重计算用量的公式是
75. 按体表面积计算小儿用药剂量的公式是

A. 0.6μg 为 1IU　　　　　B. 0.6329μg 为 1IU　　　　C. 1μg 为 1IU
D. 1mg 为 672IU　　　　　E. 1mg 为 927IU

下列抗生素效价中
76. 红霉素

第二章 处方调剂

77. 青霉素 G 钠盐
78. 青霉素 G 钾盐
79. 乳糖酸红霉素的理论效价是
80. 土霉素盐酸盐
    A. 重量比重量百分浓度　　B. 重量比体积百分浓度
    C. 摩尔浓度　　　　　　　D. 比例浓度　　　　　　E. 百万分浓度(ppm)
81. 100ml 溶液中所含溶质的克数,以符号％(g/ml)表示的是
82. 1L 溶液中含有溶质的摩尔数,以符号 mol/L 表示的是
83. 1∶5 000 高锰酸钾溶液是
84. 一百万分重量的溶液中所含有溶质的重量份数表示的溶液浓度是
    A. 白酒　　　　　　　　　B. 食盐　　　　　　　　C. 食醋
    D. 咖啡　　　　　　　　　E. 茶叶
85. 与磺胺药同服会在尿道中形成磺胺结石,出现尿闭和血尿的是
86. 与乐得胃同用可生成难溶性化合物的是
87. 与呋喃唑酮同用会出现呼吸困难、头痛、恶心的是
88. 有肾炎、风湿病伴有心脏损害、高血压患者,要严格限制食用
    A. 药物相互作用　　　　　B. 重复用药　　　　　　C. 拮抗作用
    D. 敏感化现象　　　　　　E. 药物剂型
89. 两种或两种以上的药物合并或先后序贯使用时,所引起的药物作用和效应的变化称为
90. 一种药物可使组织或受体对另一种药物的敏感性增强的现象称为
91. 一种化学单体的药物,同时或序贯应用,导致作用和剂量的重复的现象称为
92. 两种药物在同一或不同作用部位或受体上发生拮抗的现象称为
93. 药物为适应治疗或预防的需要而制成的药物应用形式称为
    A. 安全性　　　　　　　　B. 有效性　　　　　　　C. 法律性
    D. 技术性　　　　　　　　E. 经济性
94. 因开具处方或调配处方所造成的医疗差错或事故,医师和药师分别负有相应的法律责任,说明处方具有
95. 开具或调配处方者都必须由经过医药院校系统专业学习,并经资格认定的医药卫生技术人员担任,说明处方具有
96. 处方是药品消耗及药品经济收入结账的凭证和原始依据,说明处方具有
97. 医师对患者作出明确的诊断后,在安全、有效、经济的原则下,开具处方,说明处方具有
98. 处方是患者在治疗疾病,包括门诊、急诊、住院全过程中用药报销的真实凭证,说明处方具有
    A. 加强用药指导　　　　　B. 改进药品包装　　　　C. 简化治疗方案
    D. 改善服务态度　　　　　E. 降低药品价格
下列提高患者依从性的具体做法分别属于
99. 采用每日 1 次的长效制剂及缓释或控释制剂

100. 门诊设立用药咨询窗口,并发放用药指导方面的宣传资料
101. 药师不断提高调配处方的水平,认真审方、调配,发药时耐心交代用药方法
102. 采用单剂量配方制

A. 白色   B. 淡黄色   C. 淡红色
D. 淡绿色   E. 淡蓝色

103. 右上角标注"急诊",急诊处方印刷用纸为
104. 右上角标注"精二",第二类精神药品处方印刷用纸为
105. 右上角标注"儿科",儿科处方印刷用纸为
106. 右上角标注"麻、精一",麻醉药物和第一类精神药品处方印刷用纸为
107. 普通处方的印刷用纸为

(三)X 型题(多项选择题)

1. 下列关于处方说法正确的是
A. 是指医疗和生产中关于药剂调制的一项重要书面文件
B. 是指由注册的执业助理医师在诊疗活动中为患者开具的
C. 制备一种药剂或制剂的书面文件均可称为处方
D. 由执业医师或取得药学专业技术职务任职资格的药学专业技术人员审核、调配、核对
E. 处方包括医疗机构病区用药医嘱单

2. 处方按其性质分类,可分为
A. 法定处方   B. 医师处方   C. 协定处方
D. 药师处方   E. 麻醉药品处方

3. 下列处方书写的基本要求说法正确的是
A. 每张处方只限于一名患者的用药
B. 化学药、中成药处方,每一种药品须另起一行。每张处方不得超过 5 种药品
C. 中药饮片处方的书写,可按使、佐、臣、君的顺序排列
D. 西药、中成药可以分别开具处方,也可以开具一张处方
E. 开具处方后的空白处应画一斜线,以示处方完毕

4. 药品的剂量应当使用法定剂量单位,下列哪些为重量的法定剂量单位
A. 市斤   B. 克   C. 毫克
D. 微克   E. 纳克

5. 关于制定处方调配差错防范措施,下列说法正确的是
A. 制定并公示标准的药品调配操作规程
B. 保证轮流值班人员的数量
C. 及时让工作人员掌握药房中新药的信息
D. 定期召开工作人员会议,接受关于差错隐患的反馈意见,讨论并提出改进建议
E. 合理安排人力资源,调配高峰时间适当增加调配人员

6. 用药适宜性的审核内容包括
A. 处方用药与临床诊断的相符性   B. 药物剂量与用法   C. 剂型与给药途径
D. 是否有重复给药现象
E. 对规定必须做皮试的药物,处方医师是否注明过敏试验及结果的判定

7. 宜在清晨服用的药物是
A. 氟西汀　　　　　　B. 呋塞米　　　　　　C. 硫酸镁盐类泻药
D. 泼尼松　　　　　　E. 氯沙坦
8. 在调剂处方过程中必须做到"四查十对",即指
A. 查处方,对科别、姓名、年龄　　　　B. 查药品,对药名、剂型、规格、数量
C. 查配伍禁忌,对药品性状、用法用量　D. 查用药合理性,对临床诊断
E. 查收费项目,对药品单价,检查项目收费标准
9. 同一药物,剂型不同可能引起
A. 药物的作用不同　　B. 药物作用的快慢、强度不同　　C. 药物的副作用不同
D. 药物的毒性不同　　E. 药物作用的持续时间不同
10. 处方具有的性质包括
A. 安全性　　　　　　B. 有效性　　　　　　C. 法律性
D. 技术性　　　　　　E. 经济性
11. 下面哪些中成药内含主要的化学药成分为对乙酰氨基酸
A. 速克感冒片　　　　B. 强力感冒片　　　　C. 维C银翘片
D. 抗感灵片　　　　　E. 金羚感冒片
12. 下面哪些中成药内含主要的化学成分为麻黄碱的是
A. 消咳宁片　　　　　B. 咳喘膏　　　　　　C. 止咳糖浆
D. 舒肺糖浆　　　　　E. 清咳散
13. 下列哪些注射剂在医师处方中必须注明"皮试"
A. 青霉素钾注射剂　　B. 鱼肝油酸钠注射剂　C. 破伤风抗毒素注射剂
D. 胸腺素注射剂　　　E. 细胞色素C注射剂
14. 下列哪些为患者缺乏依从性产生的后果
A. 简化治疗方案　　　B. 增加病人看病费用　C. 治疗失败
D. 严重中毒　　　　　E. 干扰临床试验结果
15. 在药品标示物的剂量单位表示上,主要可进行换算的重量单位有5级,即
A. 千克(kg)　　　　　B. 克(g)　　　　　　C. 毫克(mg)
D. 微克(μg)　　　　　E. 纳克(ng)
16. 下列化学药和中成药联合应用的优势是
A. 具有协同作用,效果增强　　　　　　B. 消除药品的毒副作用和不良反应
C. 减少剂量,缩短疗程　　　　　　　　D. 减少禁忌证,扩大适应证范围
E. 西医和中医治法取长补短
17. 中药和化学药同服会发生相互作用而引起不良反应的是
A. 中成药蛇胆川贝液与吗啡　　　　　　B. 黄连与四环素
C. 丙谷胺与甘草　　　　　　　　　　　D. 阿托品与香连片
E. 中成药虎骨酒与苯巴比妥
18. 为减少和预防处方调配差错的发生,调配处方时应遵守下列哪些规则
A. 调配处方前应先读懂处方所开写的药品名称、剂型、规格和数量
B. 一张处方药品调配结束后再取下一张处方,以免发生混淆

C. 如果核对人发现调配错误,可以自己进行改正

D. 张贴标签时再次与处方逐一核对

E. 有疑问时绝对不可猜测,可咨询上级药师或电话与处方医师联系

19. 下列药物中可采用国际单位 IU 或单位 U 表示剂量的有

A. 青霉素钠　　　　B. 维生素 A　　　　C. 多粘菌素 B

D. 巴龙霉素　　　　E. 链霉素碱

20. 服用以下哪些药物时,不宜饮酒

A. 别嘌醇　　　　　B. 卡马西平　　　　C. 苯妥英钠

D. 利舍平　　　　　E. 烟酸

21. 下列关于处方调配的注意事项说法正确的是

A. 仔细阅读处方,按照药物的顺序注意调配

B. 对贵重药品、麻醉药品等分别登记账卡

C. 调配药品时应检查药品的批准文号

D. 对需特殊保存条件的药品应加贴醒目标签

E. 调配好一张处方的所有药品后再调配下一张处方

22. 下列哪些中西药不宜联合使用

A. 咖啡因与贝母枇杷糖浆　　B. 地高辛与消咳宁片　　C. 乳酶生与黄连上清丸

D. 胃舒平与乌梅丸　　　　　E. 多酶片与解暑片

23. 下列哪些属于使用缓、控释剂时的注意事项

A. 服用前一定要看说明书或请示医师

B. 除另有规定外,一般应整片或整丸吞服,严禁嚼碎和击碎分次服用

C. 使用前用温水清洗口腔或用 0.9% 氯化钠溶液漱口

D. 缓、控释剂每日仅用 1~2 次,服药时间宜在清晨起床后或睡前

E. 使用时屏住呼吸 10~15 秒钟,后用鼻子呼气

24. 下列哪些做法可以改善服务态度以提高患者依从性

A. 医师开具处方应执行"处方规则",做到安全、有效、经济的合理用药

B. 药师应不断提高调配处方的水平

C. 药师、医师应与患者沟通,通过宣传教育让患者自觉提高依从性

D. 药师发药时应耐心交代用药方法,对毒副作用较大的药品以及一些特殊用药方法更应详细交代

E. 药师应尽量使患者能掌握用药方法与有关注意事项

25. 盲目联合用药表现在下列哪些方面

A. 病因未明就联合用药

B. 对单一抗菌药即能控制的感染进行多药联合治疗

C. 开具大处方,盲目而无效果应用肿瘤辅助治疗药

D. 联合应用毒性较大的药物

E. 联合应用活性成分相同而商品名不同的药物

26. 选择最适宜的药品服用时间可以达到的效果有

A. 充分调动人体内积极的免疫和抗病因素　　B. 增强药物疗效或提高药物的生物利用度

C. 减少和规避药品不良反应　　　　　D. 降低给药剂量和节约医药资源
E. 提高用药依从性

27. 下列关于饮用咖啡对人体及药品疗效的影响,哪些说法是正确的
A. 长期大量饮用咖啡易致缺钙,诱发骨质疏松症
B. 过量饮用咖啡,可致人体过度兴奋,出现紧张、失眠、心悸、目眩等
C. 咖啡可刺激胃液和胃酸的分泌,对有胃溃疡或胃酸过多的人不宜饮用
D. 过量饮用咖啡,会使抗感染药的血浆药物浓度降低
E. 咖啡可拮抗中枢镇静药、催眠药的作用,患有失眠、烦躁、高血压者不宜饮用

28. 关于剂型的正确使用,下列说法错误的是
A. 含漱剂含漱后可以马上饮水　　　　B. 含漱剂不宜咽下
C. 多次开管和连续使用超过1个月的眼膏不宜再用
D. 连续用滴耳剂3日患耳仍疼痛时,应停止用药
E. 皮肤红肿、溃烂时可以应用透皮贴剂贴于患处

29. 计算小儿用药剂量可用下列哪些方法计算
A. 根据小儿的身高计算　　B. 根据小儿的体重计算　　C. 按成人剂量折算表计算
D. 根据小儿的体表面积计算　　E. 根据小儿的年龄计算

30. 下列药品适宜在清晨服用的是
A. 二甲双胍　　　　　B. 地塞米松　　　　　C. 雷尼替丁
D. 硫酸镁　　　　　　E. 鞣酸蛋白

31. 泡腾片剂使用时的注意事项有
A. 宜用100～150ml凉开水或温水浸泡后服用　　B. 待药完全溶解或气泡消失后饮用
C. 供口服的泡腾片剂可直接服用或口服
D. 药液中有不溶物、沉淀、絮状物时不宜服用
E. 不应让幼儿自行服用

32. 下列哪些药物属于肝药酶诱导剂
A. 异烟肼　　　　　　B. 苯巴比妥　　　　　C. 西咪替丁
D. 苯妥英钠　　　　　E. 利福平

33. 药物相互作用对药效学有哪些影响
A. 作用相加或增加疗效　　B. 协同作用和减少药品不良反应
C. 敏感化作用　　　　　　D. 拮抗作用　　　　E. 增加毒性或药品不良反应

34. 缓释制剂可以满足一定的用药需要,包括
A. 减少药品对胃黏膜的刺激性　　B. 提高部分药品在小肠中的吸收速率和利用度
C. 掩盖药品的不良气味和味道　　D. 提高药物的稳定性,避免药物在胃液酸性条件下水解
E. 具有特殊的渗透膜、骨架、渗透泵等结构,达到控制或延缓药品释放的目的

35. 中成药与化学药合用的基本原则包括
A. 药简力专　　　　　B. 取长补短　　　　　C. 发挥独特疗效
D. 降低治疗费用　　　E. 发挥各自优势

36. 下列说法正确的是
A. 吸烟会破坏维生素C的结构　　B. 烟草中的烟碱可增强呋塞米的利尿作用

C. 烟碱可以增加氨茶碱的排泄,使平喘作用减弱
D. 吸烟可以使人对麻醉药、镇痛药、镇静药和催眠药的敏感度增加,药效增强
E. 吸烟可促使儿茶酚胺的释放,减少对胰岛素的吸收

37. 滴耳剂使用时应注意
   A. 如果耳聋或耳道不通,不宜应用　　B. 耳膜穿孔者不要使用滴耳剂
   C. 将滴耳剂用手捂热以使其接近体温　　D. 滴耳后用少许药棉塞住耳道
   E. 滴入后稍事休息5分钟,更换另耳

38. 化学药与中成药联用起协同作用增强疗效的是
   A. 黄柏+四环素　　B. 海螵蛸粉+氟尿嘧啶　　C. 金银花+青霉素
   D. 大蒜素+链霉素　　E. 丹参注射液+莨菪碱

39. 服用哪些药物时,不宜饮茶
   A. 麻黄碱　　B. 四环素　　C. 麦迪霉素
   D. 利福平　　E. 乳酸钙

40. 改进药品包装可以提高病人用药的依从性,具体改进措施包括
   A. 使用单剂量的普通包装　　B. 使用一天剂量的特殊包装
   C. 对所有剂型药品均实行单剂量配方制　　D. 包装瓶上的标签应醒目、简单明了
   E. 必要时,在药品包装上附加以示补充的标签

41. 宜多饮水的药物是
   A. 硝酸甘油片　　B. 氨茶碱　　C. 卡那霉素
   D. 甘草合剂　　E. 磺胺甲噁唑

42. 处方调剂差错的内容是
   A. 药品名称出现差错　　B. 药品调剂或剂量差错　　C. 药物有配伍禁忌
   D. 药品与其适应证不符　　E. 给药时间差错

四、答案

历年考题

1. E　2. B　3. D　4. E　5. C　6. A　7. C　8. D　9. A　10. D　11. D　12. B　13. C

强化模拟题

(一) A型题

1. B　2. C　3. D　4. C　5. E　6. C　7. B　8. C　9. C　10. E　11. E　12. A　13. D
14. C　15. D　16. D　17. D　18. D　19. E　20. E　21. D　22. A　23. A　24. C

(二) B型题

1. C　2. B　3. E　4. D　5. A　6. B　7. C　8. A　9. E　10. D　11. D　12. C　13. E
14. B　15. A　16. D　17. D　18. A　19. E　20. E　21. D　22. B　23. A　24. C　25. B
26. C　27. C　28. D　29. A　30. B　31. C　32. D　33. C　34. A　35. A　36. B　37. D
38. C　39. C　40. D　41. D　42. E　43. E　44. B　45. A　46. C　47. C　48. A　49. B

第二章 处方调剂

50. E　51. E　52. B　53. A　54. B　55. C　56. D　57. E　58. B　59. A　60. B　61. A
62. C　63. B　64. C　65. D　66. E　67. B　68. E　69. A　70. A　71. D　72. D　73. A
74. C　75. E　76. C　77. A　78. C　79. D　80. C　81. B　82. C　83. D　84. E　85. C
86. E　87. A　88. B　89. A　90. A　91. B　92. C　93. E　94. C　95. D　96. E　97. D
98. E　99. C　100. A　101. D　102. B　103. B　104. A　105. D　106. C　107. A

(三) X 型题

1. ABCDE　2. ABC　3. ABDE　4. BCDE　5. ABCDE　6. ABCDE　7. ABCDE
8. ABCD　9. ABCDE　10. CDE　11. BCD　12. ACD　13. ABCDE　14. CDE　15. ABCDE
16. ACDE　17. ACE　18. ABDE　19. ABCDE　20. ABCDE　21. ABCDE　22. ABCDE
23. ABD　24. ABCDE　25. ABCDE　26. ABCDE　27. ABCDE　28. AE　29. BCDE　30. BD
31. ABDE　32. BDE　33. ABCDE　34. ABCDE　35. ABCE　36. CE　37. ABCDE　38. ACD
39. ABCDE　40. ABDE　41. BCE　42. ABCDE

第三章 常用医学检查指标及其临床意义

一、考试大纲

(一)血常规检查

1. 白细胞计数
   (1)正常值参考范围
   (2)检查结果的临床意义
2. 白细胞分类计数
   (1)正常值参考范围
   (2)检查结果的临床意义
3. 红细胞计数
   (1)正常值参考范围
   (2)检查结果的临床意义
4. 血红蛋白
   (1)正常值参考范围
   (2)检查结果的临床意义
5. 血小板计数
   (1)正常值参考范围
   (2)检查结果的临床意义
6. 红细胞沉降率
   (1)正常值参考范围
   (2)检查结果的临床意义

(二)尿常规检查

1. 尿液的酸碱度检查结果的临床意义
2. 尿比重检查结果的临床意义
3. 尿蛋白检查结果的临床意义
4. 尿葡萄糖检查结果的临床意义
5. 尿胆红素检查结果的临床意义
6. 尿隐血检查结果的临床意义
7. 尿中白细胞检查结果的临床意义
8. 尿沉渣管型检查结果的临床意义
9. 尿沉渣结晶检查结果的临床意义
10. 尿酮体检查结果的临床意义
11. 尿肌酐检查结果的临床意义
12. 尿尿酸检查结果的临床意义

第三章 常用医学检查指标及其临床意义

13. 尿淀粉酶检查结果的临床意义

(三) 粪常规检查

1. 粪外观检查结果的临床意义
2. 粪隐血检查结果的临床意义
3. 粪胆原检查结果的临床意义
4. 粪便细胞显微镜检查检查结果的临床意义

(四) 肝功能检查

1. 丙氨酸氨基转移酶
(1) 丙氨酸氨基转移酶的正常值参考范围
(2) 检查结果的临床意义
2. 天门冬氨酸氨基转移酶
(1) 天门冬氨酸氨基转移酶的正常值参考范围
(2) 检查结果的临床意义
3. γ-谷氨酰转移酶
(1) γ-谷氨酰转移酶的正常值参考范围
(2) 检查结果的临床意义
4. 碱性磷酸酶
(1) 碱性磷酸酶的正常值参考范围
(2) 检查结果的临床意义
5. 总蛋白、白蛋白、球蛋白
(1) 总蛋白、白蛋白、球蛋白的正常值参考范围
(2) 检查结果的临床意义

(五) 肾功能检查

1. 血清尿素氮
(1) 正常值参考范围
(2) 检查结果的临床意义
2. 血肌酐
(1) 正常值参考范围
(2) 检查结果的临床意义

(六) 血生化检查

1. 淀粉酶检查结果的临床意义
2. 磷酸激酶检查结果的临床意义
3. 血尿酸检查结果的临床意义

(七) 血糖与血脂代谢检查

1. 血糖
   (1) 正常值参考范围
   (2) 检查结果的临床意义
2. 糖化血红蛋白
   (1) 正常值参考范围
   (2) 检查结果的临床意义
3. 血清总胆固醇
   (1) 正常值参考范围
   (2) 检查结果的临床意义
4. 三酰甘油
   (1) 正常值参考范围
   (2) 检查结果的临床意义
5. 低密度脂蛋白胆固醇
   (1) 正常值参考范围
   (2) 检查结果的临床意义
6. 高密度脂蛋白胆固醇
   (1) 正常值参考范围
   (2) 检查结果的临床意义

(八) 乙型肝炎血清免疫学检查

1. 乙型肝炎病毒表面抗原检查结果的临床意义
2. 乙型肝炎病毒表面抗体检查结果的临床意义
3. 乙型肝炎病毒 e 抗原检查结果的临床意义
4. 乙型肝炎病毒 e 抗体检查结果的临床意义
5. 乙型肝炎病毒核心抗体检查结果的临床意义

二、应试指南

(一) 血常规检查

1. 白细胞计数的正常值范围及检查结果的临床意义
   (1) 成人末梢血 $(4.0 \sim 10.0) \times 10^9/L$
   (2) 成人静脉血 $(3.5 \sim 10.0) \times 10^9/L$
   (3) 新生儿 $(15.0 \sim 20.0) \times 10^9/L$
   (4) 6 个月～2 岁 $(5.0 \sim 12.0) \times 10^9/L$
2. 白细胞分类计数的正常值范围及检查结果的临床意义
   (1) 中性粒细胞 0.50～0.70

(2)嗜酸性粒细胞 0.01~0.05
(3)嗜碱性粒细胞 0~0.01
(4)淋巴细胞 0.20~0.40
(5)单核细胞 0.03~0.08

3. 红细胞计数的正常值范围及检查结果的临床意义
(1)男性$(4.0~5.5)×10^{12}$
(2)女性$(3.5~5.0)×10^{12}/L$
(3)新生儿$(6.0~7.0)×10^{12}/L$
(4)儿童$(3.9~5.3)×10^{12}/L$

4. 血红蛋白的正常值范围及检查结果的临床意义
(1)男性 120~160g/L
(2)女性 110~150g/L
(3)新生儿 170~200g/L

5. 血小板计数的正常值范围及检查结果的临床意义——参考范围为$(100~300)×10^9/L$。

6. 红细胞沉降率的正常值范围及检查结果的临床意义——参考范围为男性 0~15mm/h,女性 0~20mm/h。

(二)尿液检查

1. 尿液酸碱度检查结果的临床意义

尿液碱度增高:代谢性或呼吸性碱中毒、高钾血症、感染性膀胱炎、肾小管性酸中毒等,应用碱性药物。尿液酸度增高:代谢性或呼吸性酸中毒、糖尿病酮症酸中毒、痛风、肾炎等,应用酸性药物。

2. 尿比重检查结果的临床意义

尿比重增高:急性肾小球肾炎、心力衰竭、糖尿病、蛋白尿、高热、休克、腹水等。尿比重降低:慢性肾炎、慢性肾功能不全、慢性肾盂肾炎、尿崩症、结缔组织病等。

3. 尿蛋白检查结果的临床意义

生理性蛋白尿:由剧烈运动、发热、低温刺激、精神紧张等导致。病理性蛋白尿:肾小球性蛋白尿、肾小管性蛋白尿、混合型蛋白尿(肾小球肾小管都受损)、溢出性蛋白尿、药物肾毒性蛋白尿。

4. 尿葡萄糖检查结果的临床意义

尿葡萄糖多见于内分泌疾病、糖尿病、肾上腺皮质功能亢进、胰腺炎、肿瘤等,饮食性糖尿,其他。

5. 尿胆红素检查结果的临床意义

阳性,多见于肝细胞性黄疸,阻塞性黄疸。

6. 尿液隐血检查结果的临床意义

尿血红蛋白阳性:创伤、疾病(肾结石、肾炎、肿瘤等)、微血管性溶血性贫血、用药。鸟肌红蛋白阳性:创伤、原发性肌肉疾病、局部缺血性肌红蛋白尿(心肌梗死、动脉梗阻)、代谢性疾病、中毒。

7. 尿沉渣白细胞检查结果的临床意义

尿中白细胞增多见于：泌尿系统感染、慢性肾盂肾炎、膀胱炎、前列腺炎。

8. 尿沉渣管型检查结果的临床意义

沉渣管型异常见于：急性肾小球肾炎、慢性肾小球肾炎、急性肾盂肾炎、慢性肾盂肾炎。

9. 尿沉渣结晶检查结果的临床意义

磷酸盐结晶常见于 pH 碱性的感染尿液，尿酸盐结晶常见于痛风，草酸盐结晶提示严重的慢性肾病等。

10. 尿酮体检查结果的临床意义

尿酮体增高多见于：非糖尿病酮尿，糖尿病酮尿。

11. 尿肌酐检查结果的临床意义

尿肌酐病理性增加：内分泌系统与代谢系统疾病（肢端肥大症、糖尿病、甲状腺功能减退等），消耗性疾病（伤寒、斑疹伤寒、破伤风等）。尿肌酐病理性减少：严重进行性肌萎缩、进行性肌营养不良、贫血、瘫痪、进行性肾病、硬皮病、甲状腺功能亢进等。

12. 尿尿酸检查结果的临床意义

尿酸增高：痛风，核蛋白代谢增强，生理性，用药。尿酸减少：肾功能不全，痛风发作前期。

13. 尿淀粉酶检查结果的临床意义

尿淀粉酶增高：急性胰腺炎发作期，胰头癌，流行性腮腺炎，胃溃疡穿孔。尿淀粉酶减少：重症肝病、严重烧伤、糖尿病等。

（三）粪便检查

1. 粪外观检查结果的临床意义

稀糊状或水样便，见于肠道感染性或非感染性腹泻，或急性肠胃炎；米泔水样便，见于霍乱或副霍乱；黏液便，见于小肠炎症，大肠炎症；鲜血便，见于痔疮，肛裂，息肉等下消化道出血；柏油便见于上消化道出血；细条便为直肠狭窄的表现，见于直肠癌。

2. 粪隐血检查结果的临床意义

可见于消化道溃疡，消化道肿瘤，肠结核，急性白血病等等。

3. 粪胆原检查结果的临床意义

粪胆原增加，在溶血性黄疸时明显增加，可见于阵发性睡眠性血红蛋白尿症；粪胆原减少，在阻塞性黄疸时明显减少，在肝细胞性黄疸时可增加或减少。

4. 粪便细胞显微镜检查结果的临床意义

白细胞增多见于肠道炎症；红细胞增多见于痢疾，溃疡性结肠炎，结肠癌等；吞噬细胞增多见于急性肠炎和痢疾；上皮细胞为肠壁炎症的特征等等。

（四）肝功能与乙型肝炎血清学检查

1. 血清丙氨酸氨基转移酶的正常值参考范围及检查结果的临床意义

速率法参考范围为成人<40U/L。

2. 血清天门冬氨酸氨基转移酶的正常值参考范围及检查结果的临床意义

速率法参考范围为成人<40U/L。

3. 血清 γ-谷氨酰转移酶检查结果的临床意义

增高见于肝胆疾病，胰腺疾病，脂肪肝，心肌梗死，前列腺肿瘤等。

4. 血清碱性磷酸酶检查结果的临床意义

增高见于肝胆疾病,骨骼疾病,用药等。

5. 血清总蛋白、白蛋白和球蛋白检查结果的临床意义。

(五)肾功能检查

1. 血清尿素氮的正常值参考范围及检查结果的临床意义——速率法参考范围为成人 3.2~7.1mmol/L,婴儿、儿童 1.8~6.5mmol/L。

2. 血肌酐的正常值参考范围及检查结果的临床意义

(1)Taffe 法参考范围为男性 62~115μmol/L,女性 53~97μmol/L。

(2)苦味酸法参考范围为全血 88.4~176.8μmol/L,男性血清 53~106μmol/L,女性血清 44~97μmol/L。

(六)血液生化检查

1. 淀粉酶检查结果的临床意义

增高主要用于急性胰腺炎的诊断;降低多见于肝癌,肝硬化,糖尿病等。

2. 磷酸激酶检查结果的临床意义

增高见于急性心肌梗死,各种肌肉疾病,脑血管疾病,用药引起。

3. 血尿酸检查结果的临床意义

增高多见于痛风,高尿酸血症,急慢性肾炎,肾结核,重症肌炎等,核蛋白代谢增强,用药引起;减少多见于恶性贫血,范可尼综合征,饮食引起。

(七)血糖与血脂代谢检查

1. 血糖检查结果的临床意义

增高见于胰岛素功能低下,导致血糖增高的激素分泌增多,用药引起;降低见于胰岛素分泌过多,导致血糖升高的激素分泌减退,用药。

2. 糖化血红蛋白结果的临床意义

增高见于糖尿病,高血糖;降低见于贫血,红细胞更新率增加等。

3. 血清总胆固醇结果的临床意义

增高见于动脉硬化及高脂血症,肾病综合征,胆道梗阻等疾病,用药;降低见于甲状腺功能亢进,严重肝衰竭,溶血性贫血等疾病,贫血。

4. 三酰甘油结果的临床意义

增高见于动脉硬化及高脂血症,胰腺炎,肝胆疾病等,生理性增高,用药;减少见于甲状腺功能亢进,肾上腺皮质功能减退,肝功能严重障碍等。

5. 低密度脂蛋白胆固醇检查结果的临床意义

增高见于低甲状腺素血症,肾病综合征,肝脏疾病等;降低见于营养不良,贫血,骨髓瘤,急性心肌梗死等。

6. 高密度脂蛋白胆固醇检查结果的临床意义

降低见于生理性(吸烟肥胖等),动脉硬化及高脂血症,重症肝硬化等。

(八)乙型肝炎血清免疫学检查

1. 乙型肝炎病毒表面抗原检查结果的临床意义

异常提示慢性或迁延性乙型肝炎活动期;慢性 HBsAg 携带者。

2. 乙型肝炎病毒表面抗体检查结果的临床意义

乙型肝炎恢复期;接种乙肝疫苗所产生的效果。

3. 乙型肝炎病毒 e 抗原检查结果的临床意义

提示乙型肝炎患者的病情为活动性;乙肝加重前。

4. 乙型肝炎病毒 e 抗体检查结果的临床意义

阳性见于 HBsAg 转阴的患者;部分慢性肝炎,肝硬化。

5. 乙型肝炎病毒核心抗体检查结果的临床意义

抗 HBc-IgM 阳性是诊断急性乙型肝炎和判断病毒复制活跃的指标。

三、考前模拟

历年考题

(一)A 型题(最佳选择题)

1. 表现为白细胞计数减少的疾病是
   A. 急性化脓感染 B. 再生障碍性贫血 C. 粒细胞白血病
   D. 糖尿病酮症酸中毒 E. 急性出血和溶血

2. 用速率法测定血清丙氨酸氨基转移酶(ALT)时,其正常值参考范围是
   A. <30U/L B. <40U/L C. <50U/L
   D. <60U/L E. <80U/L

(二)X 型题(多项选择题)

1. 下列关于乙型肝炎病毒"大三阳"的表述,正确的是
   A. 提示乙型肝炎病毒在人体内复制活跃 B. 具有传染性,需要实行隔离治疗
   C. 如果肝功正常,定期监测,不需要抗病毒治疗
   D. 造成肝脏炎症,即使肝酶正常,也需要抗病毒治疗
   E. 提示患者为乙型肝炎病毒无症状携带者

2. 嗜酸性粒细胞增多可见于
   A. 荨麻疹或血管神经性水肿 B. 牛皮癣、湿疹、天疱疮
   C. 肺吸虫病、钩虫病、血吸虫病 D. 嗜酸性粒细胞白血病
   E. 高脂血症

强化模拟题

(一)A 型题(最佳选择题)

1. 新生儿白细胞计数的正常值参考范围是
   A. $(4.0\sim11.0)\times10^9$/L B. $(3.0\sim10.0)\times10^8$/L C. $(3.5\sim9.0)\times10^8$/L

D. $(5.0\sim12.0)\times10^9/L$ E. $(15.0\sim20.0)\times10^9/L$

2. 白细胞中具有变形运动和吞噬和吞噬功能,可吞噬抗原抗体复合物或细菌的细胞是
   A. 中性粒细胞   B. 嗜酸性粒细胞   C. 嗜碱性粒细胞
   D. 淋巴细胞   E. 单核细胞

3. 白细胞中无吞噬功能,但含有肝素、组胺、血小板激活因子等活性物质的细胞是
   A. 中性粒细胞   B 嗜酸性粒细胞   C. 嗜碱性粒细胞
   D. 淋巴细胞   E. 单核细胞

4. 诊断贫血的重要指标是
   A. 血红蛋白量增多   B. 血红蛋白量减少   C. 红细胞沉降率加快
   D. 红细胞增多   E. 白细胞减少

5. 男性血红蛋白的正常值参考范围是
   A. $170\sim200g/L$ B. $131\sim172g/L$ C. $120\sim160g/L$
   D. $110\sim150g/L$ E. $120\sim200g/L$

6. 下列哪些疾病会引起血红蛋白量增多
   A. 慢性肺源性心脏病 B. 大出血   C. 再生障碍性贫血
   D. 类风湿关节炎   E. 胃溃疡

7. 血小板计数的正常值参考范围是
   A. $(150\sim350)\times10^9/L$ B. $(100\sim300)\times10^8/L$ C. $(150\sim350)\times10^8/L$
   D. $(100\sim500)\times10^9/L$ E. $(100\sim300)\times10^9/L$

8. 用干化学试带法测得成人晨尿比重的正常范围为
   A. $1.025\sim1.035$ B. $1.015\sim1.025$ C. $1.003\sim1.030$
   D. $1.002\sim1.004$ E. $1.005\sim1.015$

9. 尿液中出现哪种物质,提示有肝胆阻塞
   A. 大量的草酸盐结晶 B. 葡萄糖   C. 血红蛋白
   D. 酮体   E. 胆红素

10. 尿沉渣中可见较多白细胞管型、粗颗粒管型提示患者可能患有下列哪种疾病
    A. 急性肾小球肾炎   B. 慢性肾小球肾炎   C. 肾病综合征
    D. 急性肾盂肾炎   E. 慢性肾盂肾炎

11. 成人的血清丙氨酸氨基转移酶正常值参考范围为
    A. $<30U/L$ B. $>30U/L$ C. $<40U/L$
    D. $>40U/L$ E. $<50U/L$

12. 在诊断恶性肿瘤者有无肝转移和肝癌术后有无复发时,阳性率可达90%的指标是
    A. ALT   B. AST   C. γ-GT
    D. ALP   E. GOP

13. 下列哪个脏器 γ-GT 最高
    A. 大肠   B. 肝   C. 胰腺
    D. 肾   E. 心

14. A/G 指的是
    A. 血清总蛋白/白蛋白 B. 白蛋白/球蛋白   C. 血红蛋白/总蛋白

· 39 ·

D. 球蛋白/白蛋白　　　　E. 白蛋白/总蛋白

15. 下列关于 ALT 和 AST 的说法不正确的是
 A. 心肌梗死时 AST 活力升高
 B. 慢性肝炎时，AST 上升的加幅度低于 ALT
 C. 在急性肝炎时，AST/ALT 比值<1
 D. AST 升高常见于肝炎、胆管炎、肝硬化活动期
 E. AST 升高提示可能患急性胰腺炎

16. 成人血清尿素氮正常值参考范围是
 A. 4.4～8.3mmol/L　　B. 3.2～7.1mmol/L　　C. 3.1～5.5mmol/L
 D. 2.8～9.6mmol/L　　E. 1.8～6.5mmol/L

17. 淀粉酶增高提示有
 A. 急性胰腺炎　　　　B. 肝癌　　　　C. 肝硬化
 D. 糖尿病　　　　　　E. 心肌炎

18. 下列药物可使血糖降低的是
 A. 肾上腺皮质激素　　B. 阿司匹林　　C. 氯氮平
 D. 地塞米松　　　　　E. 磺酰脲类

19. 下列哪种疾病可使血清胆固醇升高
 A. 甲状腺功能亢进　　B. 溶血性贫血　　C. 动脉硬化
 D. 营养不良　　　　　E. 急性肝坏死

20. 成人血清总胆固醇正常值的参考范围是
 A. 3.8～10.5mmol/L　　B. 1.4～3.3mmol/L　　C. 3.1～7.4mmol/L
 D. 3.1～5.7mmol/L　　　E. 2.2～6.0mmol/L

21. 低密度脂蛋白胆固醇降低见于
 A. 肝脏疾病　　　　　B. 妊娠　　　　C. 急性心肌梗死
 D. 糖尿病　　　　　　E. 慢性肾衰竭

22. 下列哪种指标可显示接种乙肝疫苗的效果
 A. HBsAb　　　　　　B. HBsAg　　　　C. HBcAg
 D. HBeAg　　　　　　E. HBeAb

23. 一点终点法测定的三酰甘油酯的参考范围是
 A. 0.16～1.70mmol/L　　B. 0.85～2.0mmol/L　　C. 0.21～0.78mmol/L
 D. 0.36～1.10mmol/L　　E. 0.56～1.70mmol/L

24. 下列哪项检查结果是诊断急性乙型肝炎和判断病毒复制活跃的指标
 A. HBc-IgG 阳性　　　　B. HBc-IgG 阴性　　　C. 抗 HBc-IgM 阳性
 D. 抗 HBc-IgM 阴性　　　E. HBe-IgM 阴性

(二) B 型题 (配伍选择题)

 A. BIL　　　　　　　　B. LEU　　　　　　　C. GLU
 D. PRO　　　　　　　　E. BLD

1. 尿液隐血
2. 尿胆红素

第三章 常用医学检查指标及其临床意义

3. 尿葡萄糖
4. 尿蛋白
5. 尿沉渣白细胞

A. 痛风 B. 黄疸 C. 严重的慢性肾病
D. pH 碱性的感染尿液 E. 有严重肝病的患者

6. 尿中大量的草酸盐结晶提示有
7. 尿中磷酸盐结晶常见于
8. 尿中尿酸盐结晶常见于
9. 尿中酪氨酸和亮氨酸结晶常见于
10. 尿中胆红素结晶常见于

A. 细条便 B. 稀糊状或水样粪便 C. 柏油便
D. 鲜血便 E. 白陶土便

11. 上消化道出血的患者其便为
12. 痔疮等下消化道出血患者的便为
13. 黄疸患者的便为
14. 肠道感染性腹泻的便为

A. HDL-ch B. CK C. TC
D. TG E. AMY

15. 淀粉酶
16. 血清总胆固醇
17. 三酰甘油
18. 高密度脂蛋白胆固醇

A. $(4.0\sim4.5)\times10^{12}$/L B. $(3.68\sim5.74)\times10^{12}$/L C. $(4.09\sim5.74)\times10^{12}$/L
D. $(6.0\sim7.0)\times10^{12}$/L E. $(4.34\sim6.02)/\times10^{12}$L

红细胞计数正常值参考范围

20. 男性
21. 新生儿
22. 儿童
23. 女性

A. 66~126μmol/L B. 53~106μmol/L C. 53~97μmol/L
D. 62~115μmol/L E. 44~97μmol/L

血肌酐的正常值参考范围

24. 采用苦味酸法测定血清,男性
25. 采用苦味酸法测定血清,女性
26. 采用 Taffe 法,男性
27. 采用 Taffe 法,女性

A. HBeAb B. HBsAb C. HBcAb
D. HBsAg E. HBeAg

28. 乙型肝炎病毒表面抗原

29. 乙型肝炎病毒表面抗体
30. 乙型肝炎病毒 e 抗体
31. 乙型肝炎病毒 e 抗原
32. 乙型肝炎病毒核心抗体

A. 抗 HBc-IgM 阳性　　B. HBc-IgG 阳性,高滴度　　C. HBsAb 阳性
D. HBsAg 阳性　　E. HBeAg 持续阳性

33. 表示正在感染 HBV 的指标是
34. 诊断急性乙型肝炎和判断病毒复制活跃的指标是
35. 提示慢性或迁延性乙型肝炎活动期的是
36. 提示乙型肝炎转为慢性,患者预后不良的指标是
37. 提示乙型肝炎处于恢复期或既往曾感染过 HBV 的指标是

(三)X 型题(多项选择题)

1. 下列关于血红蛋白的说法不正确的是
A. 通过测定血红蛋白量可以确定贫血的类型
B. 血红蛋白量增多是诊断贫血的重要指标
C. 血红蛋白量减少是诊断贫血的重要指标
D. 胃溃疡可以使血红蛋白量减少
E. 服用维生素 K 可使血红蛋白量增多

2. 下列哪种情况会导致尿比重增高
A. 急性肾小球肾炎　　B. 慢性肾炎　　C. 糖尿病
D. 心力衰竭　　E. 尿毒症多尿期

3. 下列哪种情况会导致淋巴细胞增多
A. 传染病的急性期　　B. 结核病　　C. 急性淋巴细胞白血病
D. 慢性淋巴细胞白血病　　E. 细胞免疫缺陷病

4. 尿液中出现葡萄糖取决于
A. 血液黏稠度　　B. 血糖水平　　C. 肾小球滤过葡萄糖速度
D. 近端肾小管重吸收葡萄糖速度　　E. 尿流量

5. 正常尿液检查中呈阴性或弱阳性的是
A. 尿蛋白　　B. 尿肌酐　　C. 尿葡萄糖
D. 尿胆红素　　E. 尿酮体

6. 临床上黄疸鉴别的实验室主要指标有
A. 尿尿酸　　B. 尿肌酐　　C. 尿胆红素
D. 粪胆原　　E. 尿酮体

7. 尿液检查可用于
A. 泌尿系统疾病的诊断　　B. 血液及代谢系统疾病的诊断　　C. 药物安全性监测
D. 职业病的诊断　　E. 神经系统疾病的诊断

8. 服用下列哪些药可使 ALT 升高
A. 四环素　　B. 利福平　　C. 氟康唑
D. 氯唑西林　　E. 阿昔洛韦

9. 下列关于血清尿素氮和血肌酐的说法正确的是
A. 肾功能轻度受损时,尿素氮检测值会升高　　B. 任何一项升高都可提示有肾脏疾病
C. 血肌酐基本不受饮食的影响
D. 当血清尿素氮高于正常时,说明有效肾单位的60%~70%已受损害
E. 泌尿系统疾病引起尿量显著减少时血清尿素氮检测值增高

10. 在临床上被称为"大三阳"的患者,其哪些抗原(体)呈阳性
A. 乙型肝炎病毒表面抗原　　　　　B. 乙型肝炎病毒表面抗体
C. 乙型肝炎病毒e抗原　　　　　　D. 乙型肝炎病毒e抗体
E. 乙型肝炎病毒核心抗体

11. 在临床上被称为"小三阳"的患者,其哪些抗原(体)呈阳性
A. 乙型肝炎病毒表面抗原　　　B. 乙型肝炎病毒表面抗体
C. 乙型肝炎病毒e抗原　　　　　D. 乙型肝炎病毒e抗体
E. 乙型肝炎病毒核心抗体

12. 下列哪些疾病可使血清胆固醇降低
A. 动脉硬化　　　　B. 溶血性贫血　　　　C. 服用避孕药
D. 肾病综合征　　　E. 甲状腺功能亢进

13. 动脉硬化会导致
A. 血清三酰甘油增高　　B. 血清三酰甘油降低　　C. 血清胆固醇升高
D. 血清胆固醇降低　　　E. 高密度脂蛋白胆固醇降低

14. 下列哪些疾病可检出便隐血
A. 急性白血病　　　　B. 回归热　　　　C. 伤寒
D. 肠结核　　　　　　E. 紫癜

15. 血小板的主要作用有
A. 对毛细血管的营养和支持
B. 通过黏附、聚集与释放反应,在伤口处形成白色血栓而止血
C. 向器官组织运输氧气和运出二氧化碳
D. 产生多种血小板因子,参与血液凝固,形成血栓而进一步止血
E. 释放血小板收缩蛋白使纤维蛋白网发生退缩,促进血液凝固

16. 服用下列哪些药物可使尿酸碱度降低
A. 碳酸氢钠　　　　B. 氯化铵　　　　C. 维生素C
D. 乳酸钠　　　　　E. 氨丁三醇

17. 下列关于粪外观说法正确的是
A. 鲜血便主要见于痔疮、肛裂、息肉等下消化道出血等
B. 米泔水样便主要见于阻塞性黄疸　　C. 脓血便为上段肠道疾病的表现
D. 细条便主要见于直肠癌　　　　　　E. 胨状便主要见于过敏性肠炎等

43

四、答案

历年考题

(一) A 型题

1. B 2. B

(二) X 型题

1. ABCD 2. ABCD

强化模拟题

(一) A 型题

1. E 2. B 3. C 4. B 5. B 6. A 7. E 8. B 9. E 10. E 11. C 12. C 13. D
14. B 15. B 16. B 17. A 18. E 19. C 20. D 21. C 22. A 23. E 24. C

(二) B 型题

1. E 2. A 3. C 4. D 5. B 6. A 7. D 8. A 9. E 10. B 11. C 12. D 13. E
14. B 15. E 16. C 17. D 18. A 19. B 20. C 21. D 22. A 23. B 24. B 25. E
26. D 27. C 28. D 29. B 30. A 31. E 32. C 33. B 34. A 35. D 36. E 37. C

(三) X 型题

1. AB 2. ABC 3. BCD 4. BCDE 5. ACDE 6. CD 7. ABCD 8. ABCDE 9. BCDE
10. ACE 11. ADE 12. BE 13. ACE 14. ABCDE 15. ABDE 16. BC 17. ADE

第四章 常见病症的自我药疗

一、考试大纲

(一)常见症状自我药疗的指导

1. 发热
  (1)发热的指标与病因
  (2)临床表现
  (3)药物治疗(非处方药和处方药)
  (4)用药与健康提示

2. 头痛
  (1)头痛所提示的先兆症状
  (2)药物治疗
  (3)用药与健康提示

3. 咳嗽
  (1)咳嗽的临床表现与分型
  (2)药物治疗(非处方药和处方药)
  (3)用药与健康提示

4. 消化不良
  (1)消化不良的病因
  (2)临床表现
  (3)药物治疗(非处方药和处方药)
  (4)用药与健康提示

5. 腹泻
  (1)腹泻的分型
  (2)临床表现
  (3)药物治疗(非处方药和处方药)
  (4)用药与健康提示

6. 便秘
  (1)便秘的病因
  (2)临床表现与分型
  (3)药物治疗(非处方药和处方药)
  (4)用药与健康提示

7. 痛经
  (1)临床表现
  (2)药物治疗(非处方药和处方药)
  (3)用药与健康提示

8. 鼻黏膜肿胀
(1)鼻黏膜肿胀的病因
(2)临床表现
(3)药物治疗(非处方药和处方药)
(4)用药与健康提示

(二)常见疾病自我药疗的指导

1. 口腔溃疡
(1)临床表现
(2)药物治疗(非处方药和处方药)
(3)用药与健康提示
2. 咽炎
(1)临床表现
(2)药物治疗(非处方药和处方药)
(3)用药与健康提示
3. 感冒与流感
(1)感冒与流感病原体的区别
(2)感冒、流感的临床表现
(3)抗感冒药的组方原则
(4)药物治疗(非处方药和处方药)
(5)用药与健康提示
4. 缺铁性贫血
(1)缺铁性贫血的病因
(2)缺铁性贫血的临床表现
(3)缺铁性贫血与恶性贫血的区别
(4)药物治疗与常用铁剂的特点
(5)用药与健康提示
5. 蛔虫病
(1)临床表现
(2)药物治疗(非处方药和处方药)
(3)用药与健康提示
6. 脓疱疮
(1)临床表现
(2)药物治疗(非处方药和处方药)
(3)用药与健康提示
7. 寻常痤疮
(1)寻常痤疮的病因
(2)临床表现
(3)药物治疗(非处方药和处方药)

(4)用药与健康提示

8. 冻伤(疮)

(1)临床表现

(2)药物治疗(非处方药和处方药)

(3)用药与健康提示

9. 荨麻疹

(1)荨麻疹的病因和分型

(2)临床表现

(3)药物治疗(非处方药和处方药)

(4)用药与健康提示

10. 过敏性鼻炎

(1)临床表现

(2)药物治疗(非处方药和处方药)

(3)用药与健康提示

11. 阴道炎

(1)类型和临床表现

(2)药物治疗(非处方药和处方药)

(3)用药与健康提示

12. 手足浅表性真菌感染

(1)临床表现与分型

(2)药物治疗(非处方药和处方药)

(3)用药与健康提示

13. 沙眼

(1)沙眼的病原体

(2)沙眼的临床表现与分期

(3)药物治疗(非处方药和处方药)

(4)用药与健康提示

14. 急性结膜炎

(1)临床表现与分型

(2)药物治疗(非处方药和处方药)

(3)用药与健康提示

二、应试指南

(一)常见症状的自我药疗

1. 发热

(1)发热的指标及病因:发热是指人体体温升高,超过正常范围。指标为①直肠温度超过 37.6℃;②口腔温度超过 37.3℃;③腋下温度超过 37.0℃;④昼夜体温波动超过 1℃;⑤超过 39℃即为高热。

(2)临床表现。
(3)药物治疗(非处方药和处方药):对乙酰氨基酚;阿司匹林;布洛芬;贝诺酯等。
(4)用药注意事项。

2. 头痛

(1)头痛所提示的先兆症状。
(2)药物治疗(非处方药和处方药):头痛主要是对症治疗,《国家非处方目录》收载的药物活性成分有对乙酰氨基酚药;布洛芬;阿司匹林。
(3)用药注意事项。

3. 咳嗽

(1)咳嗽的临床表现与分型:分为感冒所伴随咳嗽;百日咳;支气管病变所伴随咳嗽;肺结核;肺炎所伴随咳嗽。
(2)药物治疗(非处方药和处方药):由于咳嗽的病因、时间、性质、并发症和表现不尽相同,应根据症状和咳嗽类型来选药。《国家非处方药目录》中收载的中枢性镇咳药有右美沙芬、喷托维林;末梢性镇咳药有苯丙哌林。
(3)用药注意事项。

4. 消化不良

(1)消化不良的原因:导致消化不良的原因很多,主要有慢性持续性消化不良;偶然性消化不良;服用药物的影响;精神因素;胃动力不足;全身性疾病在胃肠方面的表现。
(2)临床表现。
(3)药物治疗(非处方药和处方药):《国家非处方药目录》收载的助消化药的活性成分和制剂有:干酵母;乳酶生、胰酶;胃蛋白酶;复合消化酶胶囊、龙胆碳酸氢钠、地衣芽孢活杆菌胶囊、复合乳酸菌胶囊、口服双歧杆菌胶囊、双歧三联杆菌胶囊;胃动力药有多潘立酮。
(4)用药注意事项。

5. 腹泻

(1)腹泻的分型:分为8种类型,分别为感染性腹泻;炎症性肠病;消化性腹泻;激惹性或旅行者腹泻;激素性腹泻;菌群失调性腹泻;功能性腹泻;肠易激综合征。
(2)临床表现:分为急、慢性腹泻。
(3)药物治疗(非处方药和处方药):《国家非处方药目录》收载的止泻药的活性成分和制剂有:药用炭、鞣酸蛋白、盐酸小檗碱、口服补液盐、乳酸菌素、双歧三联活菌制剂、地衣芽孢杆菌活菌制剂、复方嗜酸乳杆菌片、复合乳酸菌胶囊、口服双歧杆菌活菌制剂。
(4)用药注意事项。

6. 便秘

(1)便秘的原因。
(2)便秘的临床表现与分类:便秘根据其性质可分成5类:意识性便秘;功能性便秘;痉挛性便秘;低张力性便秘;药物性便秘。
(3)药物治疗(非处方药和处方药):《国家非处方药目录》收载的缓泻药的活性成分有:乳果糖、比沙可啶、甘油、硫酸镁、大黄、山梨醇;制剂有开塞露、车前番泻复合颗粒、聚乙二醇粉剂、羧甲基纤维素钠颗粒。
(4)用药注意事项。

第四章 常见病症的自我药疗

7. 痛经
(1)临床表现。
(2)药物治疗(非处方药和处方药):《国家非处方药目录》收载的解热镇痛药活性成分有对乙酰氨基酚、布洛芬、阿司匹林、贝诺酯、萘普生;解痉药的活性成分和制剂有氢溴酸山莨菪碱、颠茄浸膏片。
(3)用药注意事项。

8. 鼻黏膜肿胀
(1)鼻黏膜肿胀的原因:病因包括感冒;鼻部过敏或感染;慢性鼻炎、慢性鼻窦炎、过敏性鼻炎者所出现的继发症状。
(2)临床表现。
(3)药物治疗(非处方药和处方药):《国家非处方药目录》收录的口服药有伪麻黄素;外用滴鼻剂有萘甲唑啉滴鼻剂、复方萘甲唑啉喷雾剂、羟甲唑啉滴鼻剂、赛洛唑啉滴鼻剂和麻黄素滴鼻剂。
(4)用药注意事项。

(二)常见疾病的自我药疗

1. 口腔溃疡
(1)口腔溃疡的临床表现。
(2)药物治疗(非处方药和处方药):《国家非处方药目录》收载的治疗口腔溃疡的药物活性成分和制剂有甲硝唑、氯己定含漱剂、西地碘含片、甲硝唑口颊片、地塞米松粘贴片、甲硝唑含漱剂、碘甘油等。
(3)用药注意事项。

2. 咽炎
(1)咽炎的临床表现:包括急性咽炎和慢性咽炎的临床表现。
(2)药物治疗(非处方药和处方药):《国家非处方药目录》收载的治疗咽炎药的活性成分或制剂有溶菌酶、度米芬、地喹氯铵、复方地喹氯铵、西地碘、复方草珊瑚含片、碘甘油、甲硝唑含漱剂、氯己定含漱剂。
(3)用药注意事项。

3. 感冒与流感
(1)感冒与流感病原体的区别:感冒是由多种病原体(鼻病毒、腺病毒、柯萨奇病毒、冠状病毒、副流感病毒)感染而致。流感系由流感病毒(甲、乙、丙及变异型等)引起的急性呼吸道传染病。
(2)感冒、流感的临床表现。
(3)抗感冒药的组方原则:常用的组方搭配包括解热镇痛药;鼻黏膜血管收缩药;抗过敏药;中枢兴奋药;蛋白水解酶;抗病毒药。
(4)药物治疗(非处方药和处方药)。
(5)用药注意事项。

4. 缺铁性贫血
(1)缺铁性贫血的原因:慢性失血;长期营养摄入不足;需铁量增加;铁元素吸收不良;偏

食;长期应用非铁制品的烹饪用具。铁剂的吸收受许多因素的影响,以2价铁形式吸收;酸性环境可促进铁的吸收;体内贮铁量亦影响铁的吸收。

(2)缺铁性贫血的临床表现。

(3)缺铁性贫血与恶性贫血的区别。

(4)药物治疗与常用铁剂的作用特点:《国家非处方药目录》收载的有硫酸亚铁、乳酸亚铁、葡萄糖酸亚铁、富马酸亚铁、右旋糖酐铁和琥珀酸亚铁。

(5)用药注意事项。

5. 蛔虫病

(1)蛔虫病的临床表现。

(2)药物治疗(非处方药和处方药):《国家非处方药目录》收载的抗蠕虫药物活性成分有阿苯达唑、甲苯达唑、枸橼酸哌嗪、噻嘧啶。

(3)用药注意事项。

6. 脓疱疮

(1)脓疱疮的临床表现。

(2)药物治疗(非处方药和处方药):《国家非处方药目录》收载药物活性成分和制剂有高锰酸钾、聚维酮碘、苯扎溴铵、复方新霉素软膏、杆菌肽软膏、林可霉素软膏、莫匹罗星软膏。

(3)用药注意事项。

7. 寻常痤疮

(1)寻常痤疮的原因:病因有三种,一是由于青春期雄性激素增高,皮脂分泌旺盛,刺激皮脂腺产生皮脂聚集在毛囊内;二是在厌氧环境下,痤疮短棒杆菌在毛囊内大量繁殖,并产生溶脂酶,分解皮脂产生游离脂肪酸,刺激毛囊而引起炎症;三是毛囊口角化,角栓形成,皮脂潴留成为粉刺。

(2)寻常痤疮的临床表现。

(3)药物治疗(非处方药和处方药):《国家非处方药目录》收载的抗寻常痤疮药有克林霉素磷酸酯凝胶、2.5%或5%过氧化苯酰凝胶、5%~10%过氧化苯酰乳膏、维A酸凝胶及乳膏。

(4)用药注意事项。

8. 冻伤(疮)

(1)冻伤(疮)的临床表现:按组织损伤轻重可分为3度:1度冻伤(红斑型);2度冻伤(水疱型);3度冻伤(坏疽型)。

(2)治疗局部冻疮的选药(非处方药和处方药):《国家非处方药目录》收载的治疗冻伤药物活性成分和制剂有樟脑、氧化锌、肌醇烟酸酯软膏、冻疮膏。

(3)用药注意事项。

9. 荨麻疹

(1)荨麻疹的病因和分型。

(2)荨麻疹的临床表现。

(3)药物治疗(非处方药和处方药):《国家非处方药目录》收录的抗过敏药的活性成分有盐酸异丙嗪、氯苯那敏、盐酸苯海拉明、去氯羟嗪、赛庚啶;过敏性物质。

(4)用药注意事项。

10. 过敏性鼻炎

(1)过敏性鼻炎的临床表现。
(2)药物治疗(非处方药和处方药)。
(3)用药注意事项。

11. 阴道炎
(1)类型与临床表现。
(2)药物治疗(非处方药和处方药)。
(3)用药注意事项。

12. 手足浅表性真菌感染
(1)类型与临床表现:足癣分为5种类型:间擦型;水疱型;鳞屑型;角化型;体癣型。
(2)药物治疗(非处方药和处方药)。
(3)用药注意事项。

13. 沙眼
(1)沙眼的病原体。
(2)沙眼与睑缘炎的区别。
(3)沙眼的临床表现与分期:沙眼按病程分为两期,即第一期,又称进行期;第一期又称退行期。
(4)药物治疗(非处方药和处方药):《国家非处方药目录》收录的治疗沙眼的制剂有10%磺胺醋酰钠、0.25%硫酸锌、0.1%酞丁安滴眼剂和0.5%红霉素眼膏。
(5)用药注意事项。

14. 急性结膜炎
(1)急性结膜炎临床表现与分型:分为急性结膜炎;流行性结膜炎;流行性出血性结膜炎;过敏性结膜炎;春季卡他性结膜炎。
(2)药物治疗(非处方药和处方药):《国家非处方药目录》收录的治疗结膜炎的制剂有磺胺醋酰钠、红霉素、庆大霉素等制剂,白日宜用滴眼剂,反复多次,睡前则用眼膏剂。
(3)用药注意事项。

三、考前模拟

历年考题

(一)A型题(最佳选择题)

1. 按非处方药的管理,哪一条是错误的
   A. 不需要凭执业医师处方即可自行判断购买和使用的药品
   B. 其标签说明书必须注有国家指定的非处方药专用标识
   C. 医疗机构根据医疗需要可以销售使用非处方药
   D. 可以在大众传播媒介进行广告宣传
   E. 零售乙类非处方药的企业,必须具有《药品经营企业许可证》

2. 下列情况中属于合理使用非处方药的是
   A. 将布洛芬用于治疗类风湿关节炎、滑膜炎
   B. 将西咪替丁用于治疗胃、十二指肠溃疡

C. 妊娠期妇女长期大量使用鱼肝油丸
D. 小儿使用对乙酰氨基酚1天即退热,立即停药
E. 将颠茄流浸膏片连续给小儿服用3天治疗胃肠痉挛

3. 对口腔黏膜有麻醉作用,产生麻木感,需整片吞服,不可嚼碎的镇咳药是

A. 右美沙芬　　　　B. 喷托维林　　　　C. 苯丙哌林
D. 可待因　　　　　E. 羧甲司坦

(二) X型题(多项选择题)

1. 感冒的主要症状有
A. 流鼻涕、打喷嚏,同时嗅觉减退
B. 疲乏、全身不适、有轻度发热或不发热、头痛、四肢痛
C. 呼吸困难、咳嗽、发绀及咯血等,肺部可听到湿性啰音
D. 血常规检测白细胞计数正常或偏低
E. 高热不退,谵妄以致昏迷,儿童可见抽搐及脑膜刺激症状

2. 慢性咽炎者需应用口含片,使用时应注意
A. 应把药片置于舌根部,并尽量贴近咽部　　B. 为避免过敏反应发生,含后应及时漱口
C. 含服后30分钟内不宜进食或饮水　　　　D. 含服时不宜咀嚼或吞咽
E. 发生过敏、皮疹、瘙痒等反应,及时停药

强化模拟题

(一) A型题(最佳选择题)

1. 下列药物具有解热镇痛抗炎作用,镇痛作用较强的是
A. 阿司匹林　　　　B. 布洛芬　　　　　C. 对乙酰氨基酚
D. 贝诺酯　　　　　E. 头孢氨苄

2. 下列哪种药品是退热药的首选
A. 阿司匹林　　　　B. 布洛芬　　　　　C. 对乙酰氨基酚
D. 贝诺酯　　　　　E. 头孢氨苄

3. 下列哪种药品能降低发热者的体温,对正常体温几乎无影响
A. 阿司匹林　　　　B. 阿托品　　　　　C. 对乙酰氨基酚
D. 贝诺酯　　　　　E. 头孢氨苄

4. 下列说法不正确的是
A. 解热镇痛药用于退热属对症治疗,并不能解除疾病的致热原因
B. 多数解热镇痛药宜在餐后服药,不宜空腹服用
C. 解热镇痛药用于解热一般不超过5天,不得长期服用
D. 不宜同时应用两种以上的解热镇痛药
E. 两次用药要间隔一定的时间(4～6小时)

5. 三叉神经痛可首选
A. 对乙酰氨基酚　　B. 布洛芬　　　　　C. 阿司匹林
D. 卡马西平　　　　E. 天麻素

第四章 常见病症的自我药疗

6. 对于以刺激性干咳或阵咳症状为主者宜选用的药物是
   A. 苯丙哌林　　　　B. 右美沙芬　　　　C. 酚麻美敏
   D. 美酚伪麻　　　　E. 双酚伪麻

7. 关于助消化药下列说法错误的是
   A. 助消化药应用热水送服　　　　B. 如与抗生素合用应间隔2~3小时
   C. 胰酶对急性胰腺炎早期患者禁用　　D. 胃蛋白酶不宜与抗酸药同服
   E. 胰酶肠溶衣片应整片吞服,不可嚼碎

8. 腹泻分为急、慢性两种,下列哪种腹泻不属于急性腹泻
   A. 肠道感染性腹泻　　B. 肠型紫癜　　　　C. 阿米巴痢疾
   D. 急性局限性肠炎　　E. 食物中毒性腹泻

9. 对痢疾、大肠杆菌感染的轻度急性腹泻首选
   A. 双八面蒙脱石　　　B. 小檗碱　　　　　C. 鞣酸蛋白
   D. 乳酸菌　　　　　　E. 胰酶

10. 下列关于药物治疗便秘的说法错误的是
    A. 缓泻药对有阑尾炎的患者禁用
    B. 为了避免对胃黏膜的刺激,比沙可啶应与抗酸药同服
    C. 儿童不宜应用缓泻药　　　　D. 缓泻药连续使用不得超过7天
    E. 对于长期慢性便秘,不宜长期大量使用刺激性泻药

11. 下列关于药物治疗便秘的说法错误的是
    A. 缓泻药对有阑尾炎的患者禁用　　　　B. 儿童不宜应用缓泻药
    C. 为了避免对胃黏膜的刺激,比沙可啶应与抗酸药同服
    D. 缓泻药连续使用不得超过7天
    E. 对于长期慢性便秘,不宜长期大量使用刺激性泻药

12. 下列哪些药品不可以用于痛经的治疗
    A. 地西泮　　　　　　B. 对乙酰氨基酚　　C. 黄体酮
    D. 阿托品　　　　　　E. 布洛芬

13. 下列哪种药品为《国家非处方药目录》收录的治疗鼻黏膜肿胀的口服药
    A. 青霉素　　　　　　B. 对乙酰氨基酚　　C. 红霉素
    D. 麻黄碱　　　　　　E. 伪麻黄碱

14. 下列关于口腔溃疡的叙述错误的是
    A. 精神紧张、睡眠不足、免疫功能低下可诱发口腔溃疡
    B. 多发生于口腔的角化区　　　C. 口腔溃疡有自愈性,病程为7~10天
    D. 外观呈灰黄色或灰白色　　　E. 治疗以外用药为主

15. 下列关于口腔溃疡用药注意事项错误的是
    A. 高浓度的氯己定可使牙齿着色
    B. 频繁地使用地塞米松粘贴片可引起局部组织萎缩
    C. 长期使用甲硝唑含漱剂可引起念珠菌感染
    D. 口腔内有真菌感染者禁用地塞米松
    E. 为了清除口腔异味,使用氯己定含漱后,应及时刷牙

· 53 ·

16. 下列关于咽炎的治疗说法错误的是
A. 咽炎的治疗首要是抗炎　　　B. 局部可应用口含片
C. 对伴有感冒症状者可选用阿司匹林
D. 全身可服用对咽部有消炎功能的中成药
E. 严重感染者可建议服用抗菌药物

17. 《国家非处方药目录》收录治疗咽炎药的活性成分或制剂不包括
A. 肾上腺糖皮质激素　　B. 碘、甘油　　　C. 甲硝唑含漱剂
D. 复方草珊瑚含片　　　E. 度米芬

18. 抗感冒药中抗组胺药的作用是
A. 使下呼吸道的分泌物干燥和变稠
B. 改善体液局部循环,促进药物对病灶的渗透和扩散
C. 对抗病毒　　　D. 缓解头痛　　　E. 减轻鼻窦、鼻腔黏膜血管充血

19. 关于感冒和流感的用药下列叙述不正确的是
A. 抗生素对导致感冒和流感的病毒均有作用
B. 服用含有抗过敏药制剂者不宜从事驾车、高空作业等工作
C. 感冒无严重症状者可不用或少用药
D. 平时应注意室外活动　　　E. 感冒药连续服用不得超过7天

20. 下列铁制剂中含铁量最高的是
A. 硫酸亚铁　　　B. 乳酸亚铁　　　C. 葡萄糖酸亚铁
D. 琥珀酸亚铁　　E. 富马酸亚铁

21. 下列关于脓疱疮的说法错误的是
A. 诱发脓疱疮的病菌主要是金葡菌和溶血性链球菌
B. 脓疱疮好发于头、面颊、颈或四肢等暴露部位
C. 口服抗菌药治疗脓疱疮的效果最好
D. 脓疱疮可以通过直接接触传染　　E. 脓疱疮损害主要有脓疱和脓痂

22. 下列哪种药品不是《国家非处方药目录》收录的抗寻常痤疮的药
A. 克林霉素磷酸酯凝胶　　B. 2.5%过氧化苯酰凝胶
C. 0.1%阿达帕林凝胶　　　D. 5%～10%过氧化苯酰乳膏
E. 维A酸凝胶

23. 下列哪种药品不是《国家非处方药目录》收录治疗冻疮的非处方药
A. 樟脑　　　　　B. 氧化锌　　　　C. 红霉素
D. 冻疮膏　　　　E. 肌醇烟酸酯软膏

24. 对严重荨麻疹推荐口服的第2代抗组胺处方药不包括
A. 阿司咪唑　　　B. 苯海拉明　　　C. 西替利嗪
D. 咪唑斯汀　　　E. 氯雷他定

25. 对伴随血管性水肿的荨麻疹应选用
A. 炉甘石洗剂　　B. 盐酸异丙嗪　　C. 西替利嗪
D. 泼尼松　　　　E. 赛庚啶

26. 下列哪种药品不是《国家非处方药目录》收录的治疗过敏性鼻炎的药是

· 54 ·

第四章　常见病症的自我药疗

A. 萘甲唑啉滴鼻剂　　　　B. 复方萘甲唑啉喷雾剂　　　C. 羟甲唑啉滴鼻剂
D. 丙酸倍氯米松喷雾剂　　E. 麻黄素滴鼻剂

27. 关于手足癣的预防和养护下列说法不正确的是
A. 在外用药期间,患部皮肤尽量不洗烫
B. 同时患手癣和足癣者应先治疗手癣
C. 应少用或不用肥皂和碱性药物
D. 避免直接接触病兽、病猫、病犬
E. 注意个人卫生、保持干燥

28. 下列哪种药物可与PABA竞争,抑制二氢叶酸合成酶,阻止细菌合成叶酸,使细菌缺乏叶酸的合成而死亡
A. 硫酸锌　　　　　　　B. 红霉素眼膏　　　　　　C. 硫酸铜
D. 磺胺醋酰钠　　　　　E. 酞丁安滴眼剂

29. 下列药物不是治疗沙眼的非处方药
A. 10%磺胺醋酰钠　　　B. 2%硝酸银　　　　　　　C. 0.25%硫酸锌
D. 0.1%酞丁安滴眼剂　　E. 0.5%红霉素眼膏

30. 关于结膜炎的用药注意,下列说法错误的是
A. 庆大霉素有耳毒性和肾毒性
B. 炎症性结膜炎宜用冷毛巾湿敷,过敏性结膜炎宜采用热敷法
C. 碘苷滴眼剂长期使用可出现疼痛、瘙痒、睫毛脱落,不易消失
D. 急性结膜炎多发生在气候温暖湿润的季节
E. 阿昔洛韦滴眼剂应用时,偶有一过性疼痛、烧灼感、皮疹、荨麻疹

(二)B型题(配伍选择题)

A. 37.0℃　　　　　　　B. 39℃　　　　　　　　　C. 37.6℃
D. 37.3℃　　　　　　　E. 37.7℃

下列情况可诊断为发热的是

1. 直肠温度超过
2. 口腔温度超过
3. 腋下温度超过
4. 高热温度超过

A. 苯丙哌林　　　　　　B. 喷托维林　　　　　　　C. 右美沙芬
D. 伪麻黄碱　　　　　　E. 可待因

5. 白天咳嗽宜选用
6. 夜间咳嗽宜选用
7. 以刺激性干咳或阵咳症状宜选用
8. 对频繁、剧烈无痰干咳及刺激性咳嗽宜选用

A. 乳酶生　　　　　　　B. 维生素 B_{12}　　　　　C. 维生素 B_1、维生素 B_6
D. 胃动力药　　　　　　E. 胰酶片

9. 对食欲缺乏者增进食欲可服用
10. 对于胃肠、肝胆疾病引起的消化酶不足可选用

11. 对进食蛋白食物过多者可选用
12. 对中度功能性消化不良者可选用
13. 对胰腺外分泌功能不足者可选用

A. 小肠性腹泻　　　　　　B. 霍乱或副霍乱　　　　C. 吸收不良综合征
D. 急性出血性坏死性肠炎　　E. 菌痢

14. 粪便呈稀薄水样且量多为
15. 脓血便或黏液便为
16. 米泔水样便为
17. 血水或洗肉水样便为
18. 脂肪泻和白陶土色便为

A. 功能性便秘　　　　　　B. 痉挛性便秘　　　　　C. 低张力性便秘
D. 意识性便秘　　　　　　E. 药物性便秘

19. 大便的次数和性状正常，但感到便意未尽为
20. 主要为激惹综合征，肠功能紊乱导致的便秘为
21. 由于食物过于精细、缺乏残渣导致的便秘为
22. 肠麻痹、甲状腺功能减退导致的便秘为
23. 服用吗啡导致的便秘为

A. 地西泮　　　　　　　　B. 药用炭或鞣酸蛋白　　C. 碳酸氢钠和胰酶
D. 二甲硅油　　　　　　　E. 双八面蒙脱石

24. 感染性腹泻应选用
25. 对摄食脂肪过多引起的腹泻应选用
26. 因化学刺激引起的腹泻可选用
27. 同时伴有腹胀的消化性腹泻应选用

A. 乳果糖　　　　　　　　B. 聚乙二醇粉　　　　　C. 甘油栓
D. 比沙可啶　　　　　　　E. 硫酸镁

28. 功能性便秘可选用
29. 习惯性便秘可选用
30. 痉挛性便秘可选用
31. 低张力便秘可选用
32. 急性便秘可选用

A. 阿托品　　　　　　　　B. 双黄连口服液　　　　C. 布洛芬
D. 含漱 0.2%～0.5% 甲硝唑含漱剂
E. 采用抗菌药物和肾上腺糖皮质激素

33. 咽炎患者且伴有发热较重者可口服
34. 咽炎患者且伴有感冒症状者可口服
35. 为及时清除口腔内潜伏的条件治病菌可
36. 对咽炎急性炎症者为预防咽喉肿胀应

A. 0.025%～0.03% 维 A 酸乳膏　　B. 口服维胺酯胶囊　　C. 克林霉素磷酸酯凝胶
D. 2.5%～5% 过氧化苯甲酰凝胶　　E. 0.1% 阿达帕林凝胶,并口服红霉素

· 56 ·

第四章 常见病症的自我药疗

37. 对皮脂腺分泌过多所致的寻常型痤疮首选
38. 对轻、中度寻常型痤疮可选
39. 对痤疮伴感染显著者,可选用的非处方药为
40. 对中、重度痤疮伴感染显著者可用
41. 对囊肿型痤疮可选用

A. 含金刚烷胺的制剂 　　B. 右美沙芬 　　C. 阿司匹林
D. 麻黄素 　　E. 含盐酸伪麻黄碱或氯苯那敏的制剂

42. 感冒后有微热或流感后出现高热,并伴有疼痛的可选用
43. 感冒初始阶段,出现卡他症状可选用
44. 感冒伴有咳嗽者可选用
45. 对抗病毒可选用

A. 盐酸异丙嗪 　　B. 赛庚啶 　　C. 10%樟脑软膏
D. 10%氧化锌软膏 　　E. 紫云膏

46. 对局部发生水疱和糜烂的冻疮患者选用
47. 对1度冻疮者可选用
48. 对未形成溃疡的冻疮应选用
49. 对瘙痒严重者可选用

A. 红霉素 　　B. 过氧化苯甲酰
C. 先用利瓦诺溶液浸泡后涂敷10%硫黄粉剂
D. 十一烯酸软膏 　　E. 复方苯甲酸搽剂

50. 水疱型脚癣可选用
51. 间擦型、糜烂型脚癣可选用
52. 化脓型足癣者应选用
53. 鳞屑型和角化型足癣可选用

A. 口服米诺环素 　　B. 低浓度的硫酸锌 　　C. 酞丁安滴眼剂
D. 烟酸 　　E. 红霉素眼膏

下列治疗沙眼的药物中
54. 对沙眼衣原体有强大的抑制作用的药物是
55. 对革兰阳性菌有较强的抗菌活性的药物是
56. 具有收敛作用的是
57. 对角膜血管翳的重症沙眼可选用

A. 多粘菌素B滴眼剂 　　B. 醋酸可的松 　　C. 四环素
D. 0.1%羟苄唑 　　E. 2%色甘酸钠滴眼剂

58. 过敏性结膜炎宜选用
59. 绿脓杆菌性结膜炎选用
60. 由细菌感染引起的急性卡他性结膜炎可选用
61. 春季卡他性结膜炎可选用
62. 流行性出血性结膜炎可选用

(三) X 型题 (多项选择题)

1. 下列关于发热的临床表现说法正确的是
   A. 伴有头痛、四肢关节痛、胃寒
   B. 血常规检查白细胞计数低于正常值,可能有细菌感染
   C. 儿童伴有咳嗽、流涕、眼结膜充血
   D. 发热可有间歇性
   E. 起病缓慢,持续稽留热,可能伴有伤寒

2. 关于头痛用药的注意事项,下列说法正确的是
   A. 游离的维生素 B_2 对紧张性头痛有一定的缓解作用
   B. 解热镇痛药宜在餐后服用,不宜空腹服用
   C. 阿司匹林、对乙酰氨基酚、布洛芬对创伤性剧痛和内脏平滑肌痉挛引起的绞痛有较好的缓解作用
   D. 为了缓解和预防头痛,应睡眠充足,多喝水,多吃水果
   E. 首先应治疗原发病,轻易先不用镇痛药

3. 关于咳嗽下列说法正确的是
   A. 咳嗽是一种有益的动作,亦见于健康人
   B. 起病突然,伴随有高热、寒战、胸痛、吐铁锈色痰的咳嗽为百日咳
   C. 《国家非处方药目录》中收录的中枢性镇咳药有右美沙芬、喷托维林
   D. 剧烈咳嗽者首选苯丙哌林
   E. 对痰液较多的咳嗽应以祛痰为主,镇咳药应与祛痰剂合用

4. 下列哪些因素会导致消化不良
   A. 慢性胃炎、胃溃疡   B. 服用阿司匹林   C. 精神因素,如抑郁、失眠
   D. 胃动力不足   E. 进食油腻、饮酒过量

5. 下列哪些因素可以导致便秘
   A. 不良的饮食习惯,进食过于精细   B. 饮水不足、肠蠕动过缓
   C. 结肠低张力、肠运行不正常   D. 生活不规律和不规则的排便习惯
   E. 缺少运动

6. 下列关于腹泻用药说法正确的是
   A. 对于激惹性腹泻非处方药可选双八面蒙脱石,处方药选用硝苯地平
   B. 腹泻时要注意补充钾盐   C. 盐酸小檗碱不宜与鞣酸蛋白合用
   D. 急慢性功能性腹泻首选洛哌丁胺,抑制肠蠕动
   E. 微生物制剂可用于细菌或病毒引起的感染性腹泻早期

7. 下列哪些药物是《国家非处方药目录》收录的缓泻药
   A. 开塞露   B. 聚乙二醇粉剂   C. 欧车前亲水胶
   D. 羧甲基纤维素钠颗粒   E. 车前番泻复合颗粒

8. 下列关于痛经的说法正确的是
   A. 对伴有精神紧张者可口服谷维素
   B. 多见于 20~25 岁以下未婚女性,一般在初潮 1~2 年出现,约 50% 的青年女性发生痛经

第四章　常见病症的自我药疗

C. 精神紧张、忧郁、恐惧可导致痛经
D. 解热镇痛药和解痉药用于治疗痛经连续服用不宜超过5天
E. 治疗痛经的处方药有颠茄浸膏片

9. 鼻黏膜肿胀的原因有
   A. 感冒　　　　　　　　B. 鼻部过敏或感染　　　　C. 慢性鼻炎
   D. 肺炎　　　　　　　　E. 慢性鼻窦炎

10. 对反复发作的口腔溃疡推荐的处方药有
    A. 维生素 B_2　　　　B. 波尼松　　　　　　　C. 左旋咪唑
    D. 冰硼散　　　　　　　E. 碘甘油

11. 慢性咽炎的临床表现有
    A. 咽喉部不适、发痒、疼痛　　　　　　B. 常伴有发热
    C. 有异物感,总想不断的清理嗓子　　　D. 有刺激性咳嗽、声音嘶哑
    E. 可引起水肿而阻塞咽喉,导致呼吸困难

12. 下列有关咽炎治疗的说法正确的是
    A. 口服片含服时宜把药片置于舌根部　　B. 含后30分钟内不宜进水
    C. 含服时间越长,疗效越
    D. 应避免过度疲劳,要保证睡眠,多饮水,多食清淡食物
    E. 度米芬、氯己定含漱剂勿与阴离子表面活性剂同时使用

13. 下列哪些病毒可引起"胃肠型感冒"
    A. 冠状病毒　　　　　　B. 埃可病毒　　　　　　C. 柯萨奇病毒
    D. 副流感病毒　　　　　E. 腺病毒

14. 下列关于感冒的临床表现说法正确的是
    A. 全身可有畏寒、疲乏　　　　　　　　B. 鼻腔及鼻甲黏膜充血、流鼻涕
    C. 打喷嚏　　　　　　　　　　　　　　D. 咽喉肿痛、咽干燥感
    E. 起病缓慢,持续稽留热,可能伴有伤寒

15. 流感分为哪几个类
    A. 综合型　　　　　　　B. 单纯型　　　　　　　C. 肺炎型
    D. 胃肠型　　　　　　　E. 神经型

16. 下列哪些因素会导致缺铁性贫血
    A. 月经量过多　　　　　B. 需铁量增加　　　　　C. 长期营养摄入不足
    D. 偏食　　　　　　　　E. 胃酸缺乏

17. 关于铁剂的吸收下列说法正确的是
    A. 以2价铁(Fe^{2+})形式吸收　　　　B. 以3价铁(Fe^{3+})形式吸收
    C. 酸性环境可以促进铁的吸收　　　　　D. 碱性环境可以促进铁的吸收
    E. 体内贮铁量可以影响铁的吸收

18. 关于铁剂的用药下列说法正确的是
    A. 铁剂与四环素类药同时服用,会影响铁剂的吸收
    B. 当体内贮铁量多时,铁的吸收减少　　C. 初始服用铁剂应用小剂量
    D. 提倡使用铁锅烹饪　　　　E. 铁剂对酒精中毒者慎用

19. 关于蛔虫的临床表现下列说法不正确的是
 A. 儿童、体弱者可出现脐周或上腹痛,呈间歇反复发作
 B. 儿童常有精神不安、哭闹、夜间磨牙的症状
 C. 伴有食欲缺乏、恶心、呕吐
 D. 可引起过敏症状
 E. 血常规检查可见嗜酸性粒细胞减少

20. 国家《非处方药目录》收录的抗蠕虫药物活性成分有
 A. 阿苯达唑　　　　B. 噻苯达唑　　　　C. 甲苯达唑
 D. 枸橼酸哌嗪　　　E. 左旋咪唑

21. 关于蛔虫用药下列说法正确的是
 A. 抗蠕虫药不宜长时间应用
 B. 为有减少对胃肠道的刺激,应饭后服用
 C. 噻嘧啶与枸橼酸哌嗪不能合用
 D. 弥漫性皮炎患者禁用
 E. 噻嘧啶对 1 岁以下儿童禁用

22. 下列药品用于脓疱疮的脓疱期的有
 A. 0.5％克林霉素软膏　　B. 75％乙醇　　　　C. 2.5％碘甘油
 D. 0.1％苯扎溴铵溶液　　E. 复方新霉素软膏

23. 下列关于治疗脓疱疮的叙述正确的是
 A. 高锰酸钾水溶液宜新鲜配制
 B. 林可霉素与红霉素之间常呈拮抗,不宜同时合用
 C. 聚维酮碘不宜与碱性药物和还原剂同用
 D. 对严重肾功能不全者,禁用复方新霉素软膏
 E. 脓疱疮结痂期,先用 75％乙醇消毒,再用针头将脓疱刺破,吸出分泌物

24. 下列关于痤疮用药的说法不正确的是
 A. 当皮肤破损时,应使用红霉素消炎
 B. 过氧苯甲酰能漂白毛发
 C. 维 A 酸与过氧苯甲酰联合应用应早晚交替使用
 D. 对油脂分泌过多者可选用碱性大的肥皂
 E. 青春期后,一般痤疮可以自愈

25. 引起寻常痤疮的原因有
 A. 青春期雄性激素增高,皮脂分泌旺盛
 B. 在厌氧环境下,痤疮短棒杆菌在毛囊内大量繁殖
 C. 毛囊口角化,角栓形成,皮脂潴留成为粉刺
 D. 化妆品过敏
 E. 口服避孕药

26. 下列哪些因素可诱发荨麻疹
 A. 虾　　　　　　　B. 羽毛　　　　　　C. 龋齿
 D. 内分泌失调　　　E. 精神紧张

第四章 常见病症的自我药疗

27. 下列关于冻疮用药的说法正确的是
A. 对未形成溃疡的冻疮可以按摩,促血液循环
B. 为了促进血液循环,应用热水敷或用热水烘烤
C. 维生素 D 可以促进肌肉生长
D. 樟脑可透过胎盘屏障,对妊娠妇女慎用
E. 局部应用肌醇烟酸酯软膏后可稍加用力搓擦帮助渗透

28. 关于荨麻疹的用药下列说法正确的是
A. 用药期间进食要清淡,并暂停使用肥皂
B. 某些抗过敏药可引起体重减轻
C. 驾车、高空作业的患者工作前不得服用抗过敏药
D. 应用抗过敏药 3 日后仍不见效应去医院诊治
E. 多数抗过敏药具有抗胆碱作用

29. 足癣包括哪几种类型
A. 间擦型
B. 水疱型
C. 鳞屑型
D. 角化型
E. 体癣型

30. 沙眼的临床表现为
A. 上穹隆起及睑结膜血管模糊、表面粗糙、肥厚
B. 病变部位逐渐出现灰白色条纹状、网状或小片状瘢痕
C. 痒感明显,睑内外眦部发红、糜烂
D. 睫毛易脱落且不再生
E. 角膜上缘可出现新生血管

31. 关于沙眼用药下列说法正确的是
A. 低浓度的硫酸锌可用于急性结膜炎的患者
B. 沙眼轻者无症状,重者眼内有摩擦感或异物感,可引起视力下降
C. 磺胺药滴眼时不宜过量使用
D. 在同一时期用药种类宜少,药物以一种为主
E. 酞丁安有致畸性

四、答案

历年考题

(一)A 型题

1. E 2. D 3. C

(二)X 型题

1. ABD 2. ACDE

强化模拟题

(一)A 型题

1. B 2. C 3. A 4. C 5. D 6. A 7. A 8. C 9. B 10. B 11. C 12. A 13. E

14. B 15. E 16. C 17. A 18. A 19. A 20. D 21. C 22. C 23. C 24. B 25. E
26. D 27. B 28. D 29. B 30. B

(二) B 型题

1. C 2. D 3. A 4. B 5. A 6. C 7. A 8. E 9. C 10. E 11. A 12. D 13. E
14. A 15. E 16. B 17. D 18. C 19. D 20. B 21. A 22. C 23. E 24. D 25. A
26. C 27. E 28. A 29. D 30. B 31. C 32. E 33. C 34. B 35. D 36. E 37. D
38. A 39. C 40. E 41. B 42. C 43. E 44. B 45. A 46. E 47. C 48. E 49. B
50. D 51. C 52. A 53. E 54. C 55. E 56. B 57. A 58. B 59. A 60. C 61. E
62. D

(三) X 型题

1. ACDE 2. BDE 3. ABDE 4. ABCDE 5. ABCDE 6. ABCD 7. ABDE 8. ABCD
9. ABCE 10. BCD 11. ACD 12. ABCDE 13. BC 14. ABCD 15. BCDE 16. ABCDE
17. ACE 18. ABCDE 19. ABCD 20. ACD 21. ACDE 22. BCD 23. ABCD 24. AD
25. ABCDE 26. ABCDE 27. ADE 28. ACDE 29. ABCDE 30. ABE 31. BCDE

第五章　十二种疾病的药物治疗

一、考试大纲

(一)高血压

1. 临床基础
(1)高血压病的病因与发病机制
(2)高血压的分类
(3)临床表现与并发症
(4)高血压的危险分层
2. 治疗与合理用药
(1)高血压的治疗目标、原则
(2)高血压的非药物治疗
(3)抗高血压药物治疗原则
(4)常用抗高血压药的种类
(5)抗高血压药的合理应用与药学监护

(二)高脂血症

1. 临床基础
(1)血脂的分类
(2)高脂血症的分型
(3)各种脂类水平的临床意义
(4)高脂血症的临床表现
2. 治疗与合理用药
(1)高脂血症的非药物治疗
(2)调节血脂药的治疗原则
(3)血脂调节药的选用与联合应用
(4)常用调节血脂药的种类
(5)调节血脂药的合理应用与药学监护

(三)糖尿病

1. 临床基础
(1)糖尿病的分型
(2)临床表现与主要并发症
(3)糖尿病诊断标准
2. 治疗与合理用药
(1)糖尿病的非药物治疗

(2)糖尿病的药物治疗
(3)胰岛素制剂的种类与特点
(4)口服降糖药的种类与特点
(5)抗糖尿病药的合理应用与药学监护

(四)痛风
1. 临床基础
(1)嘌呤与尿酸的合成途径
(2)痛风的类型与临床表现
(3)痛风的高危因素
2. 治疗与合理用药
(1)痛风的非药物治疗
(2)抗痛风药的治疗原则
(3)痛风不同分期的选药
(4)抗痛风药的种类
(5)抗痛风药的合理应用与药学监护

(五)消化性溃疡病
1. 临床基础
(1)消化性溃疡病的病因与促成溃疡的外部因素
(2)临床表现
(3)胃溃疡与十二指肠溃疡的主要区别
2. 治疗与合理用药
(1)消化性溃疡病的非药物治疗
(2)消化性溃疡病常规药物治疗
(3)幽门螺杆菌感染治疗与根治方案
(4)常用抗消化性溃疡药的种类
(5)抗消化性溃疡药的合理应用与药学监护

(六)慢性阻塞性肺病
1. 临床基础
(1)慢性阻塞性肺病的病因与高危因素
(2)慢性阻塞性肺病的临床表现
(3)慢性阻塞性肺病的分级
2. 治疗与合理用药
(1)慢性阻塞性肺病的非药物治疗
(2)慢性阻塞性肺病的药物治疗方案
(3)支气管平滑肌松弛剂和白三烯受体拮抗剂的品种
(4)吸入型糖皮质激素的种类与合理应用

(5)支气管平滑肌松弛剂和白三烯受体阻断剂、磷酸二酯酶抑制剂的合理应用与药学监护

(七)骨质疏松症

1. 临床基础
(1)骨质疏松症的病因
(2)妇女绝经后与老年性骨质疏松症的主要特点
(3)骨质疏松症的类型与临床表现
2. 治疗与合理用药
(1)骨质疏松症的非药物治疗
(2)治疗骨质疏松症药的种类
(3)不同病因所致骨质疏松的治疗
(4)治疗骨质疏松症药的合理应用与药学监护

(八)抑郁症

1. 临床基础
(1)抑郁症的病因
(2)抑郁症的临床表现
2. 治疗与合理用药
(1)抑郁症的非药物治疗
(2)抑郁症的药物治疗
(3)常用抗抑郁药的种类
(4)抗抑郁药合理应用与药学监护

(九)甲状腺功能亢进症

1. 临床基础
(1)甲状腺功能亢进症的病因
(2)甲状腺功能亢进症的类型
(3)甲状腺功能亢进症的临床表现
2. 治疗与合理用药
(1)甲状腺功能亢进症的非药物治疗
(2)甲状腺功能亢进症的药物治疗
(3)治疗甲状腺功能亢进症药的种类
(4)抗甲亢药的合理应用与药学监护

(十)良性前列腺增生症

1. 临床基础
(1)前列腺增生症的病因
(2)前列腺增生症的临床表现
(3)前列腺增生症的分期

2. 治疗与合理用药
(1)前列腺增生症的非药物治疗
(2)前列腺增生症的药物治疗
(3)抗前列腺增生药的种类
(4)抗前列腺增生药的合理应用与药学监护

(十一)结核病

1. 临床基础
(1)结核病的感染途径
(2)结核病的临床表现
2. 治疗与合理用药
(1)抗结核的非药物治疗
(2)抗结核化学药物治疗的目的与作用
(3)化疗初始方案与复治方案
(4)结核的对症治疗
(5)抗结核药的合理应用与药学监护

(十二)艾滋病

1. 临床基础
(1)艾滋病的病原体
(2)艾滋病的传播途径
(3)艾滋病的临床表现与机会性感染
2. 治疗与合理用药
(1)艾滋病的基本治疗
(2)抗艾滋病药联合治疗的目的
(3)抗艾滋病药的合理应用与药学监护

二、应试指南

(一)高血压

1. 临床基础
(1)高血压病的病因与发病机制:①心输出量改变;②肾和肾功能异常;③肾素-血管紧张素-醛固酮系统的病变;④细胞膜离子转运异常;⑤交感神经活性增加;⑥血管张力增高和血管壁增厚;⑦血管扩张物质;⑧受体比例异常;⑨高胰岛素血症。
(2)高血压的分类:①缓进型;②急进型。
(3)临床表现与并发症:①心脏;②脑;③肾脏;④血管和视网膜。
(4)高血压的危险分层:①低危组;②中危组;③高危组;④极高危组。
2. 药物治疗与合理用药

(1)高血压的治疗目标、原则:高血压的主要目的是:最大限度地降低心血管发病和死亡的总危险。

(2)高血压的非药物治疗:控制体重;采用合理均衡的膳食,减少钠盐、减少膳食中脂肪、注意补充钾和钙;增强体育运动;减轻精神压力;戒烟、戒酒;补充叶酸和维生素B_{12}。

(3)抗高血压药物的治疗原则:初始计量宜小;平稳降压;针对高血压的发病机制用药;联合治疗;坚持治疗。

(4)常用抗高血压药的种类:①利尿药;②β受体阻断药;③血管紧张素转化酶抑制药;④血管紧张素Ⅱ受体阻断药;⑤钙通道阻滞药。

(5)抗高血压药物的合理应用:明确最佳的首选药治疗;注意剂量个体化;给药方案要科学;依据血压类型选择给药时间;关注老年人群得降压治疗;注意高血压并发症的治疗。

(二)高脂血症

1. 临床基础

(1)血脂的分类:①乳糜微粒(CM);②极低密度脂蛋白(VLDL-ch);③低密度脂蛋白(LDL-ch);④中密度脂蛋白(IDL-ch);⑤高密度脂蛋白(HDL-ch)。

(2)高脂血症的分型与各型特点。

(3)各种脂类水平的临床意义。

(4)高脂血症的临床表现:血脂测定高于同性别正常值;高密度脂蛋白低于同性别正常值;多伴有脂肪肝或肥胖;角膜弓和脂血症眼底改变;可并发高血压、动脉粥样硬化、糖尿病等。

2. 药物治疗与合理用药

(1)高脂血症的非药物治疗:减少饱和脂肪酸和胆固醇的摄入;减轻体重,坚持有规律的锻炼;针对诱发因素,减少饮酒、控释摄盐和血压、戒烟。

(2)调节血脂药的治疗原则:首先采用饮食疗法,其次消除恶化因素,最后考虑药物治疗。

(3)血脂调节药的选用。

(4)常用血脂调节药的种类:①HMG-CoA还原酶抑制剂;②贝丁酸类;③烟酸类;④胆酸鳌合剂;⑤其他类;⑥胆固醇吸收抑制剂。

(5)血脂调节药的合理应用。

(三)糖尿病

1. 临床基础

(1)糖尿病类型:①1型糖尿病;②2型糖尿病;③其他特殊型糖尿病;④妊娠期糖尿病。

(2)糖尿病的主要症状:①多饮、多尿;②多食;③消瘦与体重减轻;④其他。

(3)导致血糖升高的因素:①胰岛素分泌不足;②胰岛素释放延迟;③周围组织胰岛素作用损害;④肝糖产生增加,肥胖引起某种程度的胰岛素抵抗;⑤高热量饮食、精神紧张、缺少运动。

(4)1型糖尿病的症状特点:①任何年龄均可发病,但30岁前为常见,多发生在儿童和青少年。②起病急,病情重,血中可测到不同种类的针对胰岛素的自身抗体,多有典型的"三多一少"症状。③血糖显著升高,经常反复出现酮症酸中毒。④血中胰岛素和C肽水平很低甚至检测不出。⑤患者胰岛功能基本丧失,需要终生应用胰岛素替代治疗和维持生命,曾被称为胰岛素依赖型糖尿病。⑥成人晚发自身免疫性糖尿病,发病年龄在20~48岁,患者消瘦,有"三多"症状,易出现大血管病变。

(5) 2 型糖尿病的症状特点:①一般有家族遗传史;②起病缓慢,病情发展相对平稳,往往估计不出发病时间,即使发病也无任何症状,无症状的时间可达数十年;③多数人肥胖,食欲好、精神体力与正常人并无差别,偶有疲乏无力,个别人可出现低血糖;④多在检查身体时被发现;⑤随着病程延长,血糖逐渐升高,可出现糖尿病慢性并发症。

(6) 糖尿病主要并发症:①靶器官损伤:糖尿病性心肌病、糖尿病合并高血压、糖尿病肾病、糖尿病眼病、糖尿病足病。②微血管和大血管病变:前者包括视网膜病变、肾病、神经病变;后者有冠心病、高血压、周围血管病变、糖尿病足病、脑血管疾病。③糖尿病急性并发症:糖尿病酮症酸中毒、高渗性非酮体高血糖症、低血糖症(血糖低于 3mmol/L)、糖尿病非酮症高渗昏迷。

2. 药物治疗与合理用药

(1) 治疗糖尿病药物的选用:对 1 型糖尿病,可选用胰岛素注射给药或与 α-糖苷酶抑制药阿卡波糖、双胍类降糖药联合应用;糖尿病合并妊娠及妊娠期各种疾病的应选用胰岛素注射;对 2 型非肥胖型糖尿病患者在有较好的胰岛 B 细胞储备功能、无胰岛素血糖症时可选用磺酰脲类降糖药;对糖尿病合并肾病者可首选格列喹酮等原则。

(2) 胰岛素制剂的种类与特点。

(3) 常用口服降糖药的种类与特点:①磺酰脲类胰岛素促泌剂;②非磺酰脲类胰岛素促泌剂;③双胍类;④α 糖苷酶抑制药;⑤唑烷二酮类胰岛素增敏剂。

3. 治疗糖尿病药物的合理应用。

(四) 痛风

1. 临床基础

原发性痛风,是一种先天性代谢缺陷,主要是体内嘌呤的合成过多,产生过多的尿酸;继发性痛风,多继发于肿瘤、白血病等所致合算大量分解及肾功能减退而造成的尿酸排泄减少。

(1) 嘌呤与尿酸的合成途径。

(2) 痛风的类型与临床表现:急性关节炎期,起病突然,发病急似刮风,快重而单一,病变和痛风结石并非对称性。慢性关节炎期,反复发作,为治疗或治疗不彻底者,可表现为多个关节受累。肾结石。

(3) 痛风的高危因素。

2. 药物治疗与合理用药

(1) 痛风的非药物治疗:限制高嘌呤食物的摄入,禁酒,多饮水,增加碱性食物,物理治疗。

(2) 抗痛风药的治疗原则:痛风急性发作期,首选秋水仙碱;发作间歇期,应有效的控制血尿酸浓度、排除尿酸,预防尿酸盐沉积,保护肾脏减少和预防急性痛风发作次数;联合用药。

(3) 痛风不同分期的选药。

(4) 抗痛风药的种类:抑制尿酸药,抑制粒细胞浸润药,促进尿酸排泄药,非甾体抗炎药。

(5) 抗痛风药的合理应用与药学监督。

(五) 消化性溃疡病

1. 临床基础

(1)消化性溃疡病的病因与促成消化性溃疡病的外部因素:①遗传因素;②地理区域;③环境因素;④饮食因素;⑤药物及化学品的刺激;⑥吸烟。

(2)临床表现:中、上腹反复发作性节律性疼痛,少数患者可表现为上腹部不适等消化不良症状,极少数则以呕血、黑便、急性穿孔等为首发症状。

(3)胃与十二指肠溃疡的主要区别:①发生部位。前者是胃,后者是十二指肠球部。②发生几率。前者高,后者较低,相当于胃溃疡的1/3。③疼痛发生时间。前者是餐后0.5~1小时,后者是餐后2~3小时。④压痛点。前者是中线偏左,后者是中线偏。⑤胃酸分泌。前者降低或正常,后者升高或正常。⑥选择用药。前者选择增强防御因子药,促进胃排空药,后者选择减弱攻击因子药、抑酸药。

2. 药物治疗与合理用药

(1)一般常规治疗:①解除平滑肌痉挛和止痛;②口服抗酸药;③口服抑酸药组胺 H_2 受体阻断药、胃泌素受体阻断药、胆碱受体阻断药、质子泵抑制药;④胃黏膜保护药。

(2)常用抗消化性溃疡病药物的种类:①抗酸药;②胃黏膜保护剂;③抑酸剂。

(3)抗消化性溃疡病药物的合理应用:组胺 H_2 受体阻断药对妊娠妇女及哺乳期妇女忌用;在选择根治 Hp 药物方案中,避免耐药菌株的产生;应避免吸烟;PPI 对孕妇及儿童的安全性尚未确立,对妊娠及哺乳期妇女、儿童禁用等原则。

(六)慢性阻塞性肺病

1. 临床基础

(1)慢性阻塞性肺部的病因与高危因素:吸烟;大气污染和粉尘;感染;遗传因素和肺发育不良;副交感神经功能亢进、气道高反应性;营养和社会经济地位。

(2)慢性阻塞性肺病的临床表现:咳嗽与咳痰;呼吸困难;早期体征并不明显等。

(3)慢性阻塞性肺病的分级:0期,Ⅰ期,Ⅱ期,Ⅲ期,Ⅳ期。

2. 药物治疗与合理用药

(1)慢性阻塞性肺病的非药物治疗:戒烟可减少 COPD 患者肺功能进行性下降,流感疫苗和肺炎球菌疫苗可预防 COPD 患者并发流感及肺炎球菌感染,适用于个严重级别的 COPD 患者。

(2)慢性阻塞性肺病的药物治疗方案:全身治疗;对症治疗。

(3)支气管平滑肌松弛剂和白三烯受体拮抗剂的品种。

(4)吸入型糖皮质激素的种类和合理应用。

(5)支气管平滑肌松弛药和白三烯受体阻断药、磷酸二酯酶抑制药的合理应用与药学监护。

(七)骨质疏松症

1. 临床基础

(1)骨质疏松症的病因:膳食结构不合理;妇女在停经或切除卵巢后,雌激素的分泌减弱;大量流失钙;活动量小,户外运动少;大量和长期饮酒、喝咖啡,吸烟;长期服药。

(2)骨质疏松症分类、病因及主要症状:骨质疏松症依据病因可分为原发性骨质疏松症、继发性骨质疏松症、特发性骨质疏松症。其中原发性骨质疏松症包括妇女绝经后骨质疏松和老年性骨质疏松症。

(3)骨质疏松症特点:①发病率高,在各种代谢性疾病中发病率排在首位,绝经期妇女50%,男性20%左右。②发病机制不清晰,基础或临床表现也呈多样性。③治疗方法呈多样性,鉴于其发病的多因素,因而很难以一种药物或一种治疗方法取得满意效果。

2. 药物治疗与合理用药

(1)骨质疏松症的非药物治疗:合理膳食、适度运动,常晒太阳,戒烟,少饮酒和咖啡,日光疗法。

(2)治疗骨质疏松症药物种类:治疗骨质疏松症的治疗一般多采用联合用药的方案,其药物包括:①促进骨矿化剂,钙制剂、维生素D;②骨吸收抑制剂,双膦酸盐、雌激素或选择性雌激素受体调节剂、降钙素;③骨形成刺激剂,甲状旁腺、氟制剂。

(3)不同病因所致骨质疏松的治疗。

(4)治疗骨质疏松症药物的合理应用和药学监护。

(八)抑郁症

1. 临床基础

(1)抑郁症的病因。

(2)抑郁症的临床表现:忧郁,焦虑,猜疑,自主神经功能紊乱,躯体症状(心律加快或减慢,四肢麻木,出汗,头晕,乏力,食欲缺乏等)。

2. 药物治疗与合理应用

(1)抑郁症的非药物治疗:心理治疗,电休克治疗,体育疗法,音乐疗法,重复经颅磁刺激疗法,认知疗法,食物疗法,光线疗法。

(2)抑郁症的药物治疗:抗抑郁治疗(单胺氧化酶抑制剂,三环类,选择性5-羟色胺再摄取抑制剂等一系列抗抑郁药);激素调节治疗。

(3)常用抗抑郁药的种类:选择性5-羟色胺再摄取抑制剂,三环类,去甲肾上腺素突触前转运抑制剂等。

(4)抗抑郁药合理应用与药学监护:因人而异应用抗抑郁药;应尽可能单一用药,避免发生药物相互作用;抗抑郁药起效慢,要有足够的耐心;戒断反应等。

(九)甲状腺功能亢进症

1. 临床基础

(1)甲状腺功能亢进症的病因:感染;外伤,创伤;精神刺激;过度疲劳;碘摄入过多。

(2)甲状腺功能亢进症的类型:原发性,继发性。

(3)甲状腺功能亢进症的临床表现:主要为多食,消瘦,胃热,多汗,心悸,激动的高代谢症候群,以及不同程度的甲状腺肿大,眼突,手颤等。

2. 药物治疗与合理用药

(1)甲状腺功能亢进症的非药物治疗:保持营养均衡,按时作息,睡眠充足,劳逸结合。

(2)甲状腺功能亢进症的药物治疗:初治阶段,丙硫氧嘧啶;减药阶段;维持阶段。

(3)治疗甲状腺功能亢进症药的种类:丙硫氧嘧啶,甲疏咪唑,卡比马唑。

(4)抗甲亢药的合理应用与药学监督。

(十)良性前列腺增生症

1. 临床基础
(1)前列腺增生症的病因:睾丸的存在。
(2)前列腺增生症的临床表现:尿频,排尿无力,血尿,尿潴留,感染,肾盂积水,尿毒症等。
(3)前列腺增生症的分期:早期,中期,晚期,并发症。
2. 药物治疗与合理用药
(1)前列腺增生症的非药物治疗:戒烟忌酒,禁食辛辣、凉冷食物,避免劳累、感染,防止性生活过度或性交中断,保证营养充足,适量饮水,注意劳逸结合,切忌憋尿,注意下半身保暖等。
(2)前列腺增生症的药物治疗:肾上腺素能α受体阻断药,5α还原酶抑制药,雌激素,雄激素受体阻断药,植物提取成分制剂。
(3)抗前列腺增生症的药物种类:肾上腺素能α受体阻断药,5α还原酶抑制药,植物提取成分制剂。
(4)抗前列腺增生药的合理应用与药学监护。

(十一)结核病

1. 临床基础
(1)结核病的感染途径:呼吸道感染是肺结核的主要感染途径,飞沫感染为最常见的方式。
(2)肺结核分类:根据1999年我国制定的结核病分类标准,将肺结核分为①原发型肺结核;②血行播散型肺结核;③浸润型肺结核;④慢性纤维空洞型肺结核;⑤结核性胸膜炎。
(3)结核病的临床表现:①全身症状;②呼吸系统症状。
2. 药物治疗与合理用药
(1)抗结核化学药物治疗的目的与作用:化疗目的在于①缩短传染期;②降低感染率;③降低死亡率;④降低患病率。
(2)结核病化学治疗的三大作用及其代表药物:①早期杀菌活性,迅速杀伤结核菌,最大限度降低传染性,主要品种有异烟肼(INH)、利福平(RFP)、链霉素(SM)、乙胺丁醇(EMB)等。②灭菌活性,消灭组织内(包括细胞内)的持留菌,最大限度地减少复发,主要品种有利福平(RFP)、吡嗪酰胺(PZA)、异烟肼(INH)。③防止耐药,防止获得性耐药变异菌的出现。主要品种有异烟肼(INH)、利福平(RFP)、乙胺丁醇(EMB)。
(3)国家防痨规划的结核病化疗方案。
(4)对症治疗。
(5)抗结核药物的合理应用。

(十二)艾滋病

1. 临床基础
(1)艾滋病的病原体
(2)艾滋病的传播途径:艾滋病及HIV携带者的血液、精液、阴道分泌物、唾液、眼泪、骨髓液、尿液、母乳等,以及脑、皮肤、淋巴结、骨髓等组织内均存在着HIV。一般感染源以血液、精液、阴道分泌物、母乳为主,极少通过唾液或蚊虫叮咬传播,但并非完全没有。WHO公布的有关艾滋病传染途径为：性行为、母婴传播、吸毒、应用血液与血液制品。

(3)艾滋病的临床表现。

(4)艾滋病分期及基本特征：我国采用的HIV感染临床分类为①急性感染期；②无症状感染期；③完全型艾滋病或进行期。艾滋病的基本特征包括①中度以上细胞免疫缺陷，包括CD4淋巴细胞耗竭，T淋巴细胞功能下降，外周血淋巴细胞显著减少，迟发型变态反应皮试阴性，有丝分裂原刺激反应低下。②B淋巴细胞功能失调：多克隆性高球蛋白血症、循环免疫复合物形成和自身抗体形成。③NK细胞活性增加。④发生各种致命性机会感染，尤其是卡式肺囊虫肺炎，发生率为64%。⑤发生恶性肿瘤如卡式肉瘤，以同性恋者发生率最高。

(5)儿童艾滋病：儿童艾滋病的症状及诊断依据依据1988年WHO的儿童艾滋病报告中有如下指标。①体重减轻或正常的生长减慢；②慢性腹泻，持续性或间歇性发热1个月以上；③全身性淋巴结肿大；④口腔念珠菌感染；⑤有进行性痴呆症(奇怪的破坏行为)；⑥持续咳嗽1个月以上；⑦确认其母亲已感染HIV。

(6)艾滋病机会性感染：①卡氏肺囊虫性肺炎；②隐孢子虫腹泻；③白色念珠菌感染；④疱疹病毒感染；⑤巨细胞病毒感染；⑥弓形虫病；⑦结核杆菌及鸟型分枝杆菌病；⑧卡氏肉瘤。

2. 药物治疗与合理用药

(1)艾滋病的基本治疗：①支持疗法；②免疫调节剂治疗：白细胞介素2(IL-2)、粒细胞集落刺激因子(G-GSF)、灵杆菌素脂多糖、干扰素(IFN)；③药物联合治疗抗艾滋病药物联合治疗的目的包括减少HIV-1病毒载量和减低血浆HIV-RNA水平，增加机体免疫T淋巴细胞(CD4)数量，调整产生耐药性患者的抗病毒治疗，减少药品不良反应的发生，增加机体免疫T淋巴细胞数量。

(2)艾滋病的治疗依赖于四类药物：①核苷酸类HIV反转录酶抑制剂(NRTI)；②非核苷酸类HIV反转录酶抑制剂(NNRTI)；③HIV蛋白酶抑制剂(PI)；④HIV整合酶抑制剂(II)。

(3)抗HIV感染的首选药物联合应用方案为：①2种NRTI(拉米夫定+齐多夫定或司他夫定)+1种NNRTI(依法韦仑)；②2种NRTI(拉米夫定+替诺福韦酯或司他夫定)+1种NNRTI(依法韦仑)；③2种NRTI(恩曲他滨+替诺福韦酯或司他夫定)+1种NNRTI(依法韦仑)；④2种NRTI(拉米夫定+替诺福韦酯或司他夫定)+1种PI(洛匹那韦-利托那韦)。

(4)抗HIV感染的替代药物联合应用方案为：①1种NRTI(齐多夫定或司他夫定)+1种NNRTI(奈韦拉平)+1种PI(利托那韦)；②3种NRTI(拉米夫定+替诺福韦酯+司他夫定)+1种PI(阿巴韦卡)；③1种NRTI+1种NNRTI+1种PI。

(5)抗艾滋病药物的合理应用。

三、考前模拟

历年考题

(一)A型题(最佳选择题)

1. 消化性溃疡复发的主要病原性原因是
   A. 服用NSAID的同时服用了米索前列醇
   B. 没有下决心戒烟，且吸烟量更大
   C. 幽门螺杆菌的感染没有彻底清除

D. 过量饮用烈性酒和食用刺激性食物
E. 恐惧、焦虑情绪紧张导致迷走神经兴奋

2. 关于高血压药物治疗方案的叙述,错误的是
A. 首先选用血管扩张药或中枢性抗高血压药
B. 采用最小有效剂量使不良反应减至最少
C. 最好选用一天一次持续24小时降压的制剂
D. 可以采用两种或两种以上药物联合治疗
E. 药物治疗高血压时要考患者的合并症

3. 患者女,53岁,上腹痛、腹泻、消瘦1年。大便常规有大量脂肪球,X线腹平片显示上腹中部多发钙化点。对其宜选用的药品是

A. 乳酶生　　　　　B. 胰酶　　　　　C. 酵母
D. 硫糖铝　　　　　E. 布洛芬

4. 能够增加粪便体积和调节稠度,不从肠道吸收,不产气,不影响脂溶性维生素吸收的安全缓泻药是

A. 聚乙二醇粉　　　B. 乳果糖　　　　C. 液状石蜡
D. 硫酸镁　　　　　E. 酚酞

5. 颜面及双下肢轻度可凹性水肿,检查尿蛋白(++)。血清肌酐130μmol/L。对其宜选用的药品是

A. 二甲双胍+氨氯地平　　B. 二甲双胍+福辛普利　　C. 格列喹酮+氨氯地平
D. 格列喹酮+福辛普利　　E. 格列美脲+氢氯噻嗪

(二) X型题(多项选择题)

1. 对于消化性溃疡合并风湿热的患者会诱发溃疡、出血、穿孔的药物有
A. 阿司匹林　　　　B. 青霉素　　　　C. 泼尼松
D. 四环素　　　　　E. 保泰松

2. 下列联合用药中属于有益的药物相互作用有
A. 氢氯噻嗪合用硝苯地平治疗高血压
B. 氢氯噻嗪合用秋水仙碱治疗痛风
C. 呋塞米合用阿米卡星注射治疗感染
D. 吲达帕胺合用卡托普利治疗高血压合并糖尿病
E. 氢氯噻嗪合用洛伐他汀治疗高脂血症

3. 抗结核病化学治疗的作用包括
A. 防止结核变异菌株产生耐药
B. 早期迅速杀灭结核分枝杆菌
C. 消灭体内持留菌,最大限度减少复发
D. 提高患者的用药依从性
E. 促进循环免疫复合物形成和自身抗体的形成

强化模拟题

(一) A 型题(最佳选择题)

1. 单纯收缩期高血压范围为
   A. 收缩压≥130mmHg,舒张压＜90mmHg
   B. 收缩压≥140mmHg,舒张压＜90mmHg
   C. 收缩压≥130mmHg,舒张压＜80mmHg
   D. 收缩压≥140mmHg,舒张压≤80mmHg
   E. 收缩压≥140mmHg,舒张压≤90mmHg

2. 下列关于高血压主要并发症说法错误的是
   A. 引起左心室肥厚,继而心脏扩大、心律失常
   B. 早期可出现夜尿增多伴尿电解质排泄增加
   C. 高血压可致脑小动脉痉挛,发生头痛
   D. 高血压脑部并发症是脑出血和脑梗死
   E. 高血压有严重肾功能损害时,可出现慢性肾衰竭症状

3. 按危险度将高血压患者分为
   A. 低危组、高危组
   B. 低危组、中危组、高危组
   C. 低危组、中危组、高危组、极高危组
   D. 很低危组、低危组、中危组、高危组、很高危
   E. 很低危组、中危组、高危组、很高危组

4. 司机和高空作业者不宜应用的抗高血压药是
   A. 尼索地平   B. 硝苯地平   C. ACEI
   D. 氢氯噻嗪   E. 利舍平

5. 高血压伴糖尿病患者应首选
   A. 氢氯噻嗪   B. 硝苯地平   C. ACEI
   D. β受体拮抗药   E. 利舍平

6. 长期使用哪种药物,可能引起胎儿生长迟缓
   A. 普萘洛尔   B. 卡托普利   C. 硝苯地平
   D. 氢氯噻嗪   E. 利舍平

7. 妊娠期服用下列哪种药物会引起胎儿缺氧加重,先兆子痫妇女血容量减少
   A. 硝苯地平   B. 拉贝洛尔   C. 利尿药
   D. ACEI   E. ARB

8. 下列哪两种药物不能合用,可导致低血压
   A. 钙通道阻滞药和利尿药合用   B. 利尿药和β受体阻断药合用
   C. 钙通道阻滞药和硫酸镁合用   D. α受体阻断药和β受体阻断药合用
   E. 利尿药和 ACEI 合用

9. 治疗高血压伴有稳定性心绞痛首选何种药物
   A. 普萘洛尔   B. 氢氯噻嗪   C. 利舍平
   D. 呋塞米   E. 可乐定

10. 治疗高血压伴有急性冠脉综合征可选用哪种药物
  A. 硝苯地平   B. 氢氯噻嗪   C. 利舍平
  D. 呋塞米   E. 普萘洛尔

11. 下列哪种药物有助于逆转左室肥厚或阻止肥厚加重
  A. 普萘洛尔   B. 氢氯噻嗪   C. 利舍平
  D. 氯沙坦   E. 硝苯地平

12. 下列哪些不属于抗高血压药的合理应用
  A. 钙通道阻滞药和利尿药合用   B. 利尿药和β受体阻断药合用
  C. 联合用药时,可采用固定配比复方
  D. 对于急症高血压,经治疗血压稳定达3个月,可以减少剂量,目的为减少药物的可能副作用,但以不影响疗效为前提
  E. 一般抗压药不宜在睡前或夜间服用

13. 高 TG 血症首选
  A. HMG-CoA 还原酶抑制剂   B. 益多脂   C. 贝丁酸类(贝特类)
  D. 阿昔莫司   E. 吡卡酯

14. 混合型血脂异常以高 TG 为主首选
  A. HMG-CoA 还原酶抑制剂   B. 依替米贝
  C. 贝丁酸类(贝特类)   D. 吡卡酯   E. 阿昔莫司

15. 混合型血脂异常高 TG 和 TC 为主,治疗的首选药是
  A. 他汀类   B. 贝丁酸类   C. 贝丁酸类、阿昔莫司
  D. 胆酸螯合剂+贝丁酸类 E. 烟酸

16. 高 TC 血症首选
  A. 贝丁酸类   B. 益多脂   C. HMG-CoA 还原酶抑制药
  D. 阿昔莫司   E. 吡卡酯

17. 血脂调节药烟酸的主要不良反应不包括
  A. 皮肤潮红   B. 瘙痒   C. 血尿酸增高
  D. 低血压   E. 便秘

18. 关于治疗糖尿病药物的选用,下列说法错误的是
  A. 2 型糖尿病目前仅有瑞格列奈被批准用于儿童
  B. 糖尿病合并肾病者可首选格列喹酮
  C. 糖尿病合并高血压可首选合并应用血管紧张素转化酶抑制剂
  D. 对于老年患者,因为对低血糖的耐受能力差,不宜选用长效、强力降糖药
  E. 对于儿童,1 型糖尿病用胰岛素治疗

19. 磺酰脲类药物应用注意事项不包括
  A. 1 型糖尿病者不可单独使用磺酰脲类药
  B. 2 型糖尿病者不可单独使用磺酰脲类药
  C. 急性严重感染、创伤一般禁用磺酰脲类药
  D. 肝、肾功能不全及对磺酰脲类药过敏者禁用
  E. 儿童和妊娠妇女不推荐用此类药

20. 下列哪种药物属于磺酰脲类胰岛素促泌剂
   A. 格列本脲　　　　　B. 那格列奈　　　　　C. 瑞格列奈
   D. 二甲双胍　　　　　E. 阿卡波糖
21. 关于磺酰脲类胰岛素促泌剂应用注意事项,下列叙述错误的是
   A. 长期服用磺酰脲类降糖药可促使胰岛功能进行性减退
   B. 对失效和所有治疗尚未达标者,应尽早联合应用双胍类、噻唑烷二酮类胰岛素增敏剂和胰岛素
   C. 对 FBG 较高者宜选用格列本脲和格列美脲
   D. PBG 升高者宜选用格列吡嗪、格列喹酮
   E. 长期使用磺酰脲类药可使体重下降
22. 肥胖型糖尿病患者应首选
   A. 格列本脲　　　　　B. 那格列奈　　　　　C. 瑞格列奈
   D. 二甲双胍　　　　　E. 苯乙双胍
23. 关于 α 糖苷酶抑制药应用注意事项,下列叙述错误的是
   A. 服后可使未消化的碳水化合物停滞于肠道,导致胀气
   B. 与胰岛素联合应用时,可降低发生低血糖的危险
   C. 与磺胺类药物联合应用时,可增加低血糖的危险
   D. 对同时接受胰岛素的治疗者,如血糖降低出现低血糖时,宜适当减剂量
   E. 为最大限度地控制餐后血糖,宜餐前直接用少许液体吞服
24. 口服降糖药中,磺酰脲类胰岛素促泌剂不包括下列哪种药
   A. 格列本脲　　　　　B. 那格列奈　　　　　C. 格列齐特
   D. 甲苯磺丁脲　　　　E. 格列美脲
25. 应用双胍类药物治疗糖尿病,下列叙述错误的是
   A. 西咪替丁可增加二甲双胍的肾脏排泄,降低二甲双胍的生物利用度
   B. 服用期间不宜饮酒
   C. 西咪替丁与二甲双胍同服时,应减少二甲双胍剂量
   D. 与胰岛素联合应用时,降糖作用增强
   E. 应用二甲双胍通常需 2～3 周才能达到降糖疗效
26. 下列关于应用磺酰脲类降糖药说法错误的是
   A. 长期服用磺酰脲类降糖药可促进胰岛功能进行性减退
   B. 对失效和所有治疗尚未达标者,宜尽早联合应用双胍类、噻唑烷二酮类胰岛素增敏剂和胰岛素
   C. 对 FBG 较高者宜选用格列本脲和格列美脲
   D. 长期使用磺酰脲类降糖药可是体重下降
   E. 亚洲糖尿病者胰岛素分泌缺陷较严重
27. 正常血浆中男性平均尿酸含量为
   A. 250μmol/L　　　　B. 260μmol/L　　　　C. 270μmol/L
   D. 280μmol/L　　　　E. 290μmol/L
28. 关节滑囊液检查可发现尿酸结晶时说明血尿酸水平超过

A. 350.80μmol/L B. 360.80μmol/L C. 370.80μmol/L
D. 380.80μmol/L E. 390.80μmol/L

29. 痛风急性发作期应首选
    A. 对乙酰氨基酚 B. 吲哚美辛 C. 秋水仙碱
    D. 布洛芬 E. 双氯芬酸

30. 口服抗痛风药秋水仙碱的主要不良反应是
    A. 过敏、皮疹、瘙痒性丘疹、血小板减少 B. 恶心、呕吐
    C. 皮肤潮红、斑疹、瘙痒 D. 紫癜、血小板减少、腹泻、腹痛
    E. 哮喘、胃出血、肝衰竭

31. 痛风急性期镇痛不能选用
    A. 尼美舒利 B. 双氯芬酸 C. 阿司匹林
    D. 苯溴马隆 E. 吲哚美辛

32. 关于消化性溃疡病并发症的叙述,错误的是
    A. 大出血,表现为呕血、柏油样便、面色苍白、出冷汗、头晕、眼花、心悸、脉速、血压下降等
    B. 穿孔时,突然上腹部剧痛,继而扩散至满腹,并伴有大汗、恶心、呕吐、脉细速、烦躁不安,腹膜刺激征阳性,肝浊音界消失,X线显示膈下有游离气体,血白细胞增多
    C. 老年人消化道溃疡的穿孔率比青壮年低,穿孔后出现全腹压痛、反跳痛、腹部肌肉强直
    D. 幽门梗阻时,规律性上腹部疼痛逐渐消失,伴有饱胀、反复出现发作性呕吐
    E. 老年人由于生理上的原因,平时症状较轻微,出血和穿孔往往是首发表现

33. 下列哪个不属于促成消化性溃疡病的外部因素
    A. 精神因素 B. 遗传因素 C. Hp感染
    D. 地理、环境因素 E. 药物的刺激

34. 下列关于碱式碳酸铋的叙述正确的是
    A. 能与溃疡处全部坏死组织上的蛋白质或氨基酸结合,形成蛋白质-铋复合物,覆盖于溃疡表面起黏膜保护作用
    B. 能与溃疡基底膜正常组织上的蛋白质或氨基酸结合,形成蛋白质-铋复合物,覆盖于溃疡表面起黏膜保护作用
    C. 能与溃疡基底膜坏死组织上的磷脂结合,形成磷脂-铋复合物,覆盖于溃疡表面起黏膜保护作用
    D. 能与溃疡基底膜坏死组织上的蛋白质或氨基酸结合,形成蛋白质-铋复合物,覆盖于溃疡基底膜起黏膜保护作用
    E. 能与溃疡基底膜坏死组织上的蛋白质或氨基酸结合,形成蛋白质-铋复合物,覆盖于溃疡表面起黏膜保护作用

35. Hp感染的四联疗法为
    A. 甲硝唑+铋剂+阿莫西林+抗生素
    B. 质子泵抑制剂+铋剂+甲硝唑+抗生素
    C. 呋喃唑酮+铋剂+甲硝唑+抗生素
    D. 质子泵抑制剂+阿莫西林+甲硝唑+抗生素
    E. 质子泵抑制剂+克拉霉素+甲硝唑+抗生素

36. 下列哪种药不属于口服抑酸药
   A. 碳酸钙   B. 哌仑西平   C. 西咪替丁
   D. 奥美拉唑   E. 丙谷胺

37. 在根治 Hp 药物方案中,为避免耐药菌株的产生,防范措施不包括
   A. 严格掌握根除 Hp 的适应证,选择正规和有效的治疗方案
   B. 使用单一抗生素或抗菌药物
   C. 对根除治疗失败者,再次治疗前先做药物敏感试验
   D. 间隔治   E. 寻求新的非耐药的抗生素

38. 下列关于 PPIs 的叙述错误的是
   A. 妊娠及哺乳期妇女禁用
   B. 对孕妇、儿童的安全性尚未确立
   C. 严重肝功受损者的日剂量应予限制
   D. 药物过敏史者、高龄者慎用
   E. 目前,PPIs 有奥美拉唑、兰索拉唑、西咪替丁

39. 下列叙述错误的是
   A. 硫糖铝不宜与牛奶、抗酸药同服
   B. 硫糖铝连续用药不宜超过一年
   C. 铋剂服用后,粪便色泽可能变黑,此为正常现象
   D. 多数 PPIs 不耐酸,为肠溶制剂,服用时不宜嚼碎
   E. 硫糖铝须空腹或餐前 0.5~1 小时服用

40. 下列属于 COPD I 期的治疗方案的是
   A. 长效支气管平滑肌舒张剂   B. 使用抗生素   C. 考虑外科治疗
   D. 可应用肾上腺糖皮质激素   E. 需使用短效支气管平滑肌舒张剂

41. 慢性阻塞性肺疾病和哮喘者在应用吸入型肾上腺糖皮质激素时说法不正确的是
   A. 吸入型糖皮质激素为控制呼吸道炎症的预防性用药
   B. 在患者无症状时仍应常规使用
   C. 吸入型糖皮质激素仅能较低程度地起到应急性支气管扩张作用
   D. 可作为哮喘急性发作的首选药
   E. 给药后需要一定的潜伏期

42. 布地奈德每日高剂量是指
   A. >1000μg   B. >800μg   C. >900μg
   D. >600μg   E. >500μg

43. 关于老年性骨质疏松症的主要特点,下列说法错误的是
   A. 甲状旁腺激素稍低   B. 年龄多在 70 岁以上   C. 男女比例约为 1:2
   D. 骨丢失率较缓慢   E. 常伴有骨矿化不良

44. 骨质疏松症的特点不包括
   A. 发病率高   B. 发病机制尚不清晰   C. 治疗方法多样性
   D. 原发性发病率高于绝经期妇女发病率   E. 临床表现呈多样性

45. 目前较为公认的治疗老年性骨质疏松症的方案是

A. 钙制剂＋维生素 D＋阿伦膦酸钠　　B. 双膦酸盐＋维生素 D＋阿伦膦酸钠
C. 氟制剂＋维生素 D＋阿伦膦酸钠　　D. 钙制剂＋双膦酸钠＋阿伦膦酸钠
E. 钙制剂＋降钙素＋阿伦膦酸钠

46. 雌激素与哪种药合用,对乳房肿胀疼痛、性欲减退和抑郁症效果良好
   A. 维生素 D 和钙　　B. 雄激素　　C. 孕激素和维生素 D
   D. 孕激素和钙　　E. 钙制剂

47. 雌激素受体调节剂应用注意事项不包括
   A. 妊娠期妇女禁用
   B. 过敏者禁用、肝功能不全、胆汁淤积、严重肾脏功能不全、难以解释的子宫出血、子宫内膜癌者禁用
   C. 正在或既往患有血栓疾病者,包括深静脉血栓、肺栓塞、视网膜静脉血栓者禁用
   D. 对绝经期超过 2 年以上的妇女不可应用
   E. 饮食中钙摄入不足者应同时补充钙制剂和维生素 D

48. 关于钙制剂应用的注意事项,下列叙述错误的是
   A. 补钙的宜同时补充维生素 D
   B. 补钙应选用含钙量高、生物利用度好、制剂溶出度高的药
   C. 与铁合用时,可使铁剂的吸收减少
   D. 补充钙制剂以清晨和睡前各服用一次为佳
   E. 与异烟肼合用时,会增加钙的吸收

49. 国外报道,雌激素和哪种药合用时,能减少雌激素所致子宫内膜细胞分裂活跃
   A. 钙制剂　　B. 维生素 D　　C. 孕激素
   D. 雄激素　　E. 尼尔雌醇

50. 雌激素常见的给药途径不包括
   A. 口服　　B. 静脉滴注　　C. 局部涂敷
   D. 皮下置入　　E. 经皮给药

51. 下列抗抑郁药目前没有广泛用于临床的是
   A. SSRI　　B. SARI　　C. SNRI
   D. NSSA　　E. MAOI

52. 唯一可缓解糖尿病周围神经病所引起疼痛的药物是
   A. 洛西汀　　B. 艾司西酞普兰　　C. 氟西汀
   D. 舍曲林　　E. 托莫西汀

53. 去甲替林的主要不良反应是
   A. 畏食、焦虑、腹泻、倦怠
   B. 体重增加、困倦、镇静、头晕
   C. 头晕、焦虑、多汗、失眠
   D. 恶心、嗜睡、眩晕、口干、出汗
   E. 低血压、心律失常、幻觉、狂躁

54. 抗抑郁药应用下列说法错误的是
   A. 应尽可能单一用药,以避免发生药物相互作用

B. 应用抗抑郁药,须全面考虑患者特点
C. 抗抑郁药的起效时间通常在2～4周,起效较快的是阿莫沙平和文拉法西
D. 如患者经选择5-羟色胺再摄取抑制剂治疗无效,可以考虑文拉法西、曲唑酮等新型抗抑郁药
E. 抑郁症者对抑郁剂耐药性的发生率约25%

55. 世界卫生组织推荐妊娠及哺乳期妇女每日碘摄入量为
   A. 120μg   B. 150μg   C. 180μg
   D. 200μg   E. 240μg

56. 可抑制甲状腺激素分泌,主要用于对于抗甲状腺药和碘剂均过敏的患者的药物是
   A. 碳酸锂   B. 丙硫氧嘧啶   C. 甲巯咪唑
   D. 卡比马唑   E. 氟伏沙明

57. 下列应用甲巯咪唑注意事项中不包括
   A. 甲巯咪唑对结节性甲状腺肿合并甲状腺功能亢进者慎用
   B. 妊娠和哺乳期妇女慎用
   C. 对肾功能不全者慎用,肝功能不全者减量
   D. 服药的间隔时间尽量平均
   E. 用药期间若出现TSH水平增高,应及时减量或停药

58. 下列不属于前列腺增生症的主要症状是
   A. 尿频是前列腺增生的早期信号
   B. 尿频次数的多少往往与前列腺增生的程度平行
   C. 血尿,尿液检查可见红细胞
   D. 尿潴留,前列腺增生的早期患者
   E. 尿线变细和尿滴沥

59. 可使增生的前列腺缩小,可与睾丸、双氢睾酮竞争受体的是
   A. 肾上腺α受体阻断药   B. 5α还原酶抑制药   C. 雌激素
   D. 雄激素受体阻断药   E. 植物提取成分制剂

60. 非那雄胺的主要不良反应是
   A. 低血压、晕厥、头痛、鼻塞   B. 直立性低血压、晕厥、头痛
   C. 胃灼热、腹胀、恶心   D. 性功能减退、射精障碍、睾丸痛
   E. 腹胀、腹痛、嗜睡、口干、视物模糊

61. 肺结核的主要感染途径是
   A. 伤口感染   B. 皮肤感染   C. 泌尿道感染
   D. 呼吸道感染   E. 胃肠道感染

62. 典型肺结核的临床表现不包括
   A. 起病缓慢、病程较长、低热、倦怠
   B. 大多数患者病灶轻微,无显著症状,经X射线健康检查时偶被发现
   C. 亦有以突然咯血被确诊者,追溯其病史可有轻微的全身症状
   D. 少数患者因突然起病及突出的毒性症状与呼吸道症状,而经X射线检查确诊为急性粟粒型肺结核或干酪样肺炎

E. 头痛、恶心

63. 治疗结核病,化疗的目的说法错误的是
   A. 避免死亡　　　　B. 缩短传染期　　　　C. 降低死亡率
   D. 降低感染率　　　E. 降低患病率

64. 关于抗结核药的合理应用,下列叙述错误的是
   A. 结核病的药物治疗原则即"早期、联合、适量、规律和全程"
   B. 采用全程督导服药,提高用药的依从性,即在药师、医务人员或家属的监督下服药,保证患者完成全疗程,达到彻底治疗,避免因不规则的药物治疗而致病程迁延,并诱发细菌耐药性
   C. 提倡单一用药
   D. 对抗结核药疗效较差者,可将氨硫脲、氧氟沙星或左氧氟沙星作为联合用药之一
   E. 在结核病灶未控制前,不宜应用肾上腺皮质激素,以免促使肺结核病灶活化扩散

65. 结核病短程疗法的优点不包括
   A. 近期疗效好　　　B. 远期随访其复发率与长程疗法 2 年相仿
   C. 用药量少　　　　D. 毒性反应轻　　　　E. 12 个月后痰菌可全部转为阴性

66. WHO 的儿童艾滋病报告中不包括哪些指标
   A. 体重减轻或正常的生长减慢
   B. 慢性腹泻,持续性或间歇性发热 1 个月以上
   C. 全身性淋巴结肿大
   D. 持续咳嗽半年以上
   E. 有进行性痴呆症(奇怪的破坏行为)

67. 下列关于 NRTI 和 PI 的叙述,不正确的是
   A. 鉴于对胎儿的安全性数据尚不充分,NRTI 和 PI 对婴幼儿可能有不利的影响,并通过乳汁分泌,因此对妊娠、哺乳期妇女慎用
   B. 对儿童不推荐应用;过敏者禁用　　　　C. 肝、肾、心功能不全者慎用
   D. 有肝脏毒性,可引起 AST、乳酸脱氢酶升高;服用 NRTI 后,使获得机会性感染的几率可能增加
   E. 部分 NRTI 可致血脂蛋白代谢异常和心血管事件危险几率降低

68. 关于艾滋病患者感染卡式肺囊虫性肺炎,下列叙述错误的是
   A. 可见发热、咳嗽(带黄痰)
   B. 呼吸短促、用力时呼吸困难和胸部紧束感
   C. 症状严重时会危及生命
   D. 经复方磺胺甲噁唑治疗后常可缓解,但仍能复发
   E. 症状存在的时间长短不同,由几日到 2 个月或更长时间

69. 下列哪种免疫调节剂能提高机体对 HIV 感染细胞的 MHC 限制的细胞毒性作用
   A. G-CSF　　　　　B. GM-CSF　　　　　C. IFN-α
   D. 白细胞介素 2　　E. IFN-β

70. 下列哪种免疫调节剂能够增加循环中性粒细胞,提高人体的抗感染能力
   A. G-CSF　　　　　B. IFN-γ　　　　　　C. IFN-α

D. 白细胞介素2　　　　　　E. IFN-β

71. 下列哪种免疫调节剂能够激活垂体-肾上腺皮质系统，调整机体内环境与功能，增强机体对外界环境变化的适应

　A. G-CSF　　　　　　B. IFN-γ　　　　　　C. 灵杆菌素脂多糖
　D. 白细胞介素2　　　　　E. IFN-β

72. 下列哪种免疫调节剂对部分患者可略提高CD4细胞，40%卡波西肉瘤患者瘤体消退

　A. G-CSF　　　　　　B. IFN-γ　　　　　　C. 灵杆菌素脂多糖
　D. 白细胞介素2　　　　　E. IFN-α

73. 下列哪种免疫调节剂能够提高单核细胞-巨噬细胞活性，抗弓形体等条件性感染可能有一定效果

　A. G-CSF　　　　　　B. IFN-γ　　　　　　C. 灵杆菌素脂多糖
　D. 白细胞介素2　　　　　E. IFN-α

74. PI与哪种药物联合应用，可降低PI的血药浓度

　A. 氯霉素　　　　　　B. 利福平　　　　　　C. 氨苯砜
　D. 格鲁米特　　　　　E. 甲硝唑

（二）B型题（配伍选择题）

　A. 卡托普利　　　　　B. 氢氯噻嗪　　　　　C. 普萘洛尔
　D. 特拉唑嗪　　　　　E. 肼屈嗪

以上抗高血压药的主要不良反应

1. 狼疮综合征
2. 支气管痉挛、心功能抑制、心率过慢
3. 咳嗽
4. 可引起高尿酸、低血钾、低血钠

　A. 甲基多巴　　　　　B. 尼索地平　　　　　C. 利舍平
　D. 胍乙啶　　　　　　E. 硝苯地平

以上抗高血压药的不良反应

5. 可抑制男性射精
6. 在停药后仍可出现阳痿、性欲减退
7. 长期服用可致男性乳房增大

　A. 利尿药（噻嗪类）　　　B. 利尿药（醛固酮受体拮抗剂）
　C. 非二氢吡啶类钙通道阻滞剂（维拉帕米）
　D. ACEI　　　　　　E. α受体阻滞药

以下情况禁忌选用的抗高血压药

8. 肾衰竭
9. 痛风
10. 充血性心力衰竭
11. 妊娠
12. 直立性低血压

　A. 利尿药（噻嗪类）　　　B. 利尿药（醛固酮受体拮抗剂）　　　C. ARB

· 82 ·

第五章 十二种疾病的药物治疗

D. 非二氢吡啶类钙通道阻滞剂（维拉帕米）　　　E. ACEI

以下情况禁忌选用的抗高血压药

13. 双侧肾动脉狭窄

14. 2～3度房室传导阻滞

15. 痛风

A. β受体阻断药　　　　　　　　B. 二氢吡啶类钙通道阻滞剂

C. 非二氢吡啶类钙通道阻滞剂　　D. ACEI　　　E. 中枢α受体阻断剂

16. 非洛地平是

17. 维拉帕米是

18. 可乐定是

A. 氢氯噻嗪　　　　B. 普萘洛尔　　　　C. 卡托普利

D. 氯沙坦钾　　　　E. 硝苯地平

19. β受体阻断药

20. ACEI

21. 噻嗪类利尿药

22. 二氢吡啶类钙通道阻滞剂

23. ARB

A. 贝丁酸类（贝特类）　　　　　B. 胆酸螯合剂＋贝丁酸类

C. HMG-CoA还原酶抑制剂　　　D. 胆固醇吸收抑制剂　　　E. 吡卡酯

下列情况的首选药物是

24. 高TC血症

25. 高TG血症

26. 高TG和TC的混合型血脂异常

27. 低HDL-ch血脂

28. 阻止脂质浸润沉积

A. 苯扎贝特　　　　B. 洛伐他汀　　　　C. 阿昔莫司

D. 依折麦布　　　　E. 考来替泊

上述药品属于哪类血脂调节药

29. 属HMG-CoA还原酶抑制剂类的是

30. 属于贝丁酸类的是

31. 属于烟酸类的是

32. 属于胆酸螯合剂的是

33. 属于胆固醇吸收抑制剂的是

A. 胆石症　　　　B. 横纹肌溶解　　　　C. 低血压

D. 呼吸困难　　　E. 哮喘

以下血脂调节药的主要不良反应有

34. 氟伐他汀

35. 考来替泊

36. 烟酸

37. 阿昔莫司
38. 依折麦布
   A. 维拉帕米   B. 甲基多巴   C. 二氢麦角碱
   D. 洛伐他汀   E. 考来替泊
属于下列哪类药
39. 钙通道阻滞剂
40. 血管扩张剂
   A. 哌仓西平   B. 碳酸钙   C. 奥美拉唑
   D. 丙谷胺   E. 西咪替丁
上述药品属于下列哪类药
41. 抗酸药
42. 组胺 H_2 受体阻断药
43. 胃泌素受体阻断药
44. 胆碱受体阻断药
45. 质子泵抑制药
   A. 碳酸钙   B. 哌仓西平   C. 西咪替丁
   D. 奥美拉唑   E. 丙谷胺
46. 服用后可中和或吸附胃酸的抗酸药物是
47. 具有明显缓解溃疡疼痛和促进溃疡愈合的功效的是
48. 可抑制胃酸和胃蛋白酶的分泌,对胃黏膜有保护作用的是
49. 具有高度的选择性,抑制胃酸分泌的作用强的是
50. 抑制胃酸形成的最后步骤,降低胃酸分泌的是
   A. 阿托品   B. 硫糖铝   C. 西咪替丁
   D. 奥美拉唑   E. 吉法酯
51. 除中和胃酸外,还具有保护胃黏膜的作用的是
52. 保护胃黏膜,促进溃疡修复愈合,并增加前列腺素的分泌的是
   A. 磺酰脲类   B. 罗格列酮   C. 吡格列酮
   D. 二甲双胍   E. 苯乙双胍
53. 肥胖型糖尿病患者首选
54. 非肥胖型糖尿病患者首选
   A. 酮酸血症   B. 白细胞减少   C. 黄疸
   D. 体重减轻   E. 肝功异常
下列药物的主要不良反应是
55. 甲苯磺丁脲
56. 氯磺苯脲
57. 格列美脲
58. 二甲双胍
59. 苯乙双胍
   A. 格列本脲   B. 二甲双胍   C. 瑞格列奈

D. 阿卡波糖　　　　　　　E. 罗格列酮

分别属于下列哪类药

60. 噻唑烷二酮类胰岛素增敏剂
61. α糖苷酶抑制剂
62. 双胍类
63. 非磺酰脲类胰岛素促泌剂
64. 磺酰脲类胰岛素促泌剂

A. 阿卡波糖　　　　　B. 二甲双胍　　　　　C. 吡格列酮
D. 那格列奈　　　　　E. 罗格列酮

65. 起效快,在空腹或进食时服用吸收良好,餐后给药可影响其吸收
66. 就餐时随第1~2口食物吞服,可减少对胃肠道的刺激

A. 别嘌醇　　　　　　B. 秋水仙碱　　　　　C. 吲哚美辛
D. 苯溴马隆　　　　　E. 布洛芬

口服抗痛风药主要的不良反应

67. 皮肤潮红、斑疹、瘙痒、肾结石
68. 紫癜、血小板减少、腹泻、肌肉抽搐
69. 胃烧灼感、胃痛、胃溃疡和消化道出血、头痛
70. 过敏、皮疹、瘙痒性丘疹、血小板减少及贫血
71. 头痛、焦虑、失眠、肝炎、黄疸

A. 硫糖铝　　　　　　B. 尼扎替丁　　　　　C. 奥美拉唑
D. 瑞巴派特　　　　　E. 碳酸钙

常用抗消化性溃疡药的主要不良反应

72. 腹胀、高钙血症、肾结石、便秘
73. 白细胞计数减少、血小板减少、麻木、眩晕
74. 皮疹、瘙痒、便秘、口渴、恶心、头痛
75. 便秘、恶心、口干、腹泻、皮疹
76. 口干、腹泻、腹痛、腹胀、肝功能异常

A. 高危期　　　　　　B. 轻度　　　　　　　C. 中度
D. 重度　　　　　　　E. 极重度

确诊COPD的患者病情的分级标准

77. $FEV_1/FVC<70\%$、$30\%≤FEV_1<50\%$预计值
78. $FEV_1/FVC<70\%$、$50\%≤FEV_1<80\%$预计值
79. $FEV_1/FVC<70\%$ $FEV_1<30\%$或50%预计值
80. $FEV_1/FVC<70\%$ $FEV_1≥80\%$预计值
81. 正常肺功能慢性症状

A. 继发性骨质疏松症　　B. 特发性骨质疏松症　　C. 原发性骨质疏松症
D. 突发性骨质疏松症　　E. 遗传性骨质疏松症

82. 自然衰老过程中人体组织器官系统退行性改变在骨骼系统出现的症状为
83. 由于疾病或药物损害骨代谢所诱发的骨质疏松属于

84. 妇女绝经后骨质疏松和老年性骨质疏松属于
85. 与增龄衰老有关的骨质疏松症属于
   A. 钙制剂   B. 格列奇特   C. 格列美脲
   D. 雌激素   E. 氟制剂
86. 骨吸收抑制剂
87. 促进骨矿化剂
88. 骨形成刺激剂
   A. 双膦酸盐   B. 抗酸药、铁剂   C. 钙制剂
   D. 巴比妥类   E. 氟制剂
89. 刺激肝药酶的活性,加速维生素 D 在肝脏的代谢,并用应提高维生素 D 剂量的药物是
90. 与肾上腺皮质激素、四环素合用,会减少钙的吸收的药物是
91. 不宜与非甾体消炎镇痛药和氨基糖苷类抗生素联合应用的药物是
92. 并用会降低双膦酸盐生物利用度的药物是
   A. 茶碱控释片   B. 茶碱控释胶囊   C. 氨茶碱
   D. 多索茶碱胶囊   E. 茶碱缓释片
各种支气管平滑肌松弛药的每日剂量
93. 600～800mg
94. 400～900mg
95. 400～600mg
96. 200～400mg
97. 300～600mg
   A. 双膦酸盐   B. 噻嗪类利尿药   C. 钙制剂
   D. 肾上腺皮质激素 E. 氟制剂
98. 与铁合用,可使铁剂的吸收减少
99. 与活性维生素 D 合用,会导致高钙血症的危险
100. 对维生素 D 有拮抗作用
   A. 氟西汀   B. 阿米替林   C. 多塞平
   D. 氟伏沙明   E. 洛西汀
101. 常用于治疗焦虑性忧郁和神经性忧郁
102. 适合治疗各类抑郁者
103. 适于治疗伴有焦虑症的抑郁者
104. 对糖尿病周围神经病所引起疼痛者可选用
105. 适用于内因性抑郁和更年期的抑郁症
   A. 阿卡波糖   B. 利福平   C. 异烟肼
   D. 青霉素   E. 曲格列酮
106. 抗菌效能强,与其他抗结核药之间无交叉耐药性的是
107. 单纯的餐后血糖高,而空腹和餐前血糖不高,则首选
108. 以餐后血糖升高为主,伴餐前血糖轻度升高,应首选

A. 多塞平　　　　B. 碘化钾　　　　C. 丙硫氧嘧啶
D. 甲疏咪唑　　　E. 卡比马唑

常用药物的主要不良反应

109. 过敏、发热、红斑、关节痛、淋巴结肿大
110. 便秘、口干、体重变化、性功能障碍
111. 皮疹、白细胞计数减少、粒细胞计数减少
112. 关节痛、头痛、瘙痒、皮疹、药物热
113. 白细胞计数减少、粒细胞缺乏、皮疹、AST

A. 司他夫定　　　B. 奈韦拉平　　　C. 利托那韦
D. 恩夫韦替　　　E. IFN-α

上述药品属于下列哪类药物

114. NRTI
115. NNRTI
116. PI

A. RFP　　　　　B. INH　　　　　C. SM
D. EMB　　　　　E. PZA

117. 异烟肼
118. 利福平
119. 链霉素
120. 乙胺丁醇
121. 吡嗪酰胺

A. 2RHZ/4RH　　B. 4RHZ/4RH　　C. 6RHZ/4RH
D. 2SRHZ/6TH　 E. 3SRHZ/6TH

国家防痨规划的结核病化疗方案

122. 疗程6个月,选用
123. 疗程8个月,选用

A. G-CSF　　　　B. IFN-γ　　　　C. 灵杆菌素脂多糖
D. 白细胞介素2　 E. IFN-α

上述免疫调节剂的作用为

124. 能够提高单核细胞-巨噬细胞活性,抗弓形虫等条件性感染可能有一定效果
125. 能够激活垂体-肾上腺皮质系统,调整机体内环境与功能,增强机体对外界环境变化的适应
126. 能够增加循环中性粒细胞,提高人体的抗感染能力

A. 黄酮哌酯　　　B. 普适泰　　　　C. 阿呋唑嗪
D. 特拉唑嗪　　　E. 非那雄胺

常用抗前列腺增生药的主要不良反应

127. 胃灼热、腹胀、恶心
128. 性功能减退、射精障碍、睾丸痛、瘙痒
129. 低血压、晕厥、头痛、鼻塞、面部潮红

130. 腹胀、腹痛、嗜睡、口干、视物模糊、眼压增高
131. 直立性低血压、晕厥、头痛、心悸、水肿

A. 司他夫定　　　　　B. RDV　　　　　　C. 恩夫韦替
D. IFN-α　　　　　　E. IFN-β

上述药物的作用为

132. 抑制病毒反转录酶,使 DNA 链中止增长而阻碍病毒繁殖,降低体内 HIV 数量
133. 选择性地与病毒蛋白酶和整合酶结合,抑制病毒颗粒复制、成熟和蔓延

A. 2 种 NRTI(拉米夫定+齐多夫定或司他夫定)+1 种 NNRTI(依法韦仑)
B. 1 种 NRTI(拉米夫定)+1 种 NNRTI(依法韦仑)
C. 1 种 NRTI(齐多夫定)+1 种 NNRTI(依法韦仑)
D. 1 种 NRTI(齐多夫定或司他夫定)+1 种 NNRTI(奈韦拉平)+1 种 PI
E. 1 种 NRTI(司他夫定)+1 种 NNRTI(依法韦仑)

134. 抗 HIV 感染首选药物是
135. 抗 HIV 感染替代药物是

(三)X 型题(多项选择题)

1. 依据病程进展将高血压分为几类

   A. 速发型　　　　　B. 迟发型　　　　　C. 缓进型
   D. 急进型　　　　　E. 双向型

2. 常用抗高血压药的种类有哪些

   A. 利尿药　　　　　　　　　　B. β受体阻断药
   C. 血管紧张素转化酶抑制药　　D. 血管紧张素Ⅱ受体阻断药　　E. 钙通道阻滞药

3. 高血压的主要并发症有

   A. 冠心病　　　　　B. 脑出血　　　　　C. 脑梗死
   D. 动脉粥样硬化　　E. 视网膜病变

4. 防治高血压的非药物措施包括

   A. 控制体重　　　　B. 膳食限盐　　　　C. 减少体育锻炼
   D. 保持平衡心理　　E. 戒烟

5. 孕期不宜使用的抗高血压药有

   A. ACEI　　　　　　B. ARB　　　　　　C. 利尿药
   D. 钙通道阻滞药　　E. β受体阻断药

6. 哪些抗高血压药可使男性患者性欲减退并发生阳痿

   A. 依那普利　　　　B. 胍乙啶　　　　　C. 肼屈嗪
   D. 利舍平　　　　　E. 甲基多巴

7. 常用于妊娠高血压的紧急降压药物有

   A. 硝苯地平　　　　B. 氧希洛尔　　　　C. 拉贝洛尔
   D. 肼苯达嗪　　　　E. 甲基多巴

8. 血脂包括

   A. 胆固醇　　　　　B. 三酰甘油　　　　C. 磷脂
   D. 载脂蛋白　　　　E. 游离脂肪酸

第五章 十二种疾病的药物治疗

9. 司机、高空作业和精密仪器操作者不宜服用的抗高血压药物有
   A. 氯沙坦钾   B. 缬沙坦   C. 坎地沙坦
   D. 替米沙坦   E. 厄贝沙坦

10. 下列关于高血压危象的叙述正确的是
    A. 高血压危象包括高血压急症和高血压亚急症
    B. 高血压急症的特点是血压严重升高，并伴有进行性靶器官功能不全的表现
    C. 高血压亚急症是高血压严重升高，但不伴靶器官损害
    D. 高血压急症包括高血压脑病、颅内出血、急性心肌梗死、急性左心室衰竭伴肺水肿、不稳定性心绞痛、主动脉夹层动脉瘤
    E. 对高血压危象的处理，宜静脉输注抗高血压药，1小时使平均动脉血压下降25%以上

11. 高脂血症分为哪两类
    A. 先天性   B. 原发性   C. 遗传性
    D. 非遗传性   E. 继发性

12. 高脂血症的临床表现是
    A. 血脂测定高于同性别正常值
    B. 高密度脂蛋白高于同性别正常值
    C. 多伴有脂肪肝或肥胖
    D. 角膜弓和脂血症眼底改变
    E. 可并发有高血压、动脉粥样硬化、糖尿病

13. 存在三酰甘油（TG）升高的高脂血症有
    A. Ⅰ型高脂血症   B. Ⅱa型高脂血症   C. Ⅲ型高脂血症
    D. Ⅳ型高脂血症   E. Ⅴ型高脂血症

14. 治疗高血脂时，下列哪种情况下应及时停用 HMG-CoA 还原酶抑制剂
    A. 严重急性感染   B. 大手术
    C. 急性严重症状提示为肌病者（CPK水平高于上限10倍并出现肌痛症者）
    D. 严重的代谢内分泌和电解质紊乱   E. 癫痫

15. 血栓形成的具体原因有
    A. 血管壁损伤的程度和范围   B. 血小板的数量和聚集力
    C. 红细胞数量增加、凝血因子亢进   D. 红细胞聚集力增加、内分泌异常
    E. 内分泌代谢异常，如糖尿病、高血压、肥胖症、凝血因子异常、精神与遗传因素等

16. 糖尿病类型包括
    A. 1型糖尿病   B. 2型糖尿病   C. 其他特殊型糖尿病
    D. 妊娠期糖尿病   E. 3型糖尿病

17. 糖尿病的典型症状包括
    A. 糖尿病患者于血糖升高时，糖尿也升高，尿量增多，每昼夜排尿可达20次以上，尿量可达2~3L以上。由于大量排尿而导致水分丢失，患者会感觉口干、口渴、饮水量随之增加
    B. 糖尿病因多种因素的共同作用，使葡萄糖的利用率减低，刺激饥饿中枢产生饥饿感，促使进食量增加
    C. 糖尿病在未得到控制时，多出现食欲亢进、多食，但由于胰岛素相对或绝对不足，严重

影响糖、脂肪、蛋白质代谢;同时因多尿出现失水,可引起快速消瘦,体重下降可达几千克甚至几十千克

D. 常感疲乏无力、性欲减退、月经失调。中老年患者常伴有骨质疏松,表现为腰腿疼。有神经系统并发症者可出现肢体麻木、针刺样、烧灼样痛感,皮肤蚁走感,瘙痒

E. 女性患者可有外阴部瘙痒,中老年患者常有视力下降,部分患者免疫力降低,易并发感染

18. 促成消化性溃疡病的外部因素包括
A. 遗传因素　　　　B. 地理和环境因素　　　　C. 精神因素
D. 饮食因素、吸烟　E. 药物及化学品的刺激

19. 消化性溃疡病的主要症状包括
A. 慢性过程,反复发作,缓解期与发作交替
B. 伴有恶心、呕吐、反酸、嗳气
C. 发作时疼痛有规律性:上腹痛可分为隐痛、顿痛、饥饿样痛、胀痛、灼烧样痛,长期反复发作
D. 发作期间上腹部常有局限性压痛,但无肌紧张
E. 胃液分析可见十二指肠溃疡酸度降低,胃溃疡酸度可高可低,但多数正常,溃疡病活动阶段,隐血试验多为阳性

20. 对消化性溃疡治疗的目的包括
A. 缓解症状　　　　B. 消除症状　　　　C. 治愈和加速创面愈合
D. 防止严重并发症　E. 防止溃疡复发

21. 下列哪些药物可中和或吸附胃酸
A. 碳酸钙　　　　　B. 碳酸镁　　　　　C. 氢氧化铝
D. 硫糖铝　　　　　E. 碳酸氢钠

22. 2型糖尿病的症状特点包括
A. 一般有家族遗传病史
B. 起病缓慢,病情发展相对平稳,往往估计不出发病时间,即使发病也无任何症状,无症状的时间可达数十年
C. 多数人肥胖、食欲好、精神体力与正常人并无差别,偶有疲乏无力现象,个别人可出现低血糖
D. 多有典型的"三多一少"症状
E. 多在检查身体时被发现,随着病程延长,血糖逐渐升高,可出现糖尿病慢性并发症

23. 下列关于胃和十二指肠溃疡的主要区别叙述正确的是
A. 前者选用增强防御因子药、促进胃排空药;后者选用减弱攻击因子药、抑酸药
B. 发病几率:前者比后者高
C. 疼痛发生时间:前者餐后2～3小时,后者餐后0.5～1小时
D. 压痛点:前者中线偏右,后者中线偏左
E. 胃酸分泌:前者降低或正常,后者升高或正常

24. 下列关于消化性溃疡病的叙述,正确的有
A. 传统认为是由胃酸和胃蛋白酶对胃、十二指肠的腐蚀作用与胃肠黏膜防御系统之间的

不平衡所造成的

B. 目前大多研究认为 Hp 是导致消化性溃疡病的更重要的病因

C. 胃酸和胃蛋白酶会损害胃和肠内的黏膜而形成溃疡，即胃肠黏膜发生糜烂

D. 胃肠黏膜发生糜烂，严重时发生穿孔、出血等并发症

E. 正常情况下，胃黏膜具有屏障作用，能让其免受胃酸和胃蛋白酶的侵蚀

25. 胃黏膜保护剂包括

A. 硫糖铝　　　　　　B. 恩前列素　　　　　　C. 替普瑞酮

D. 米索前列醇　　　　E. 瑞巴派特

26. 质子泵抑制剂包括

A. 奥美拉唑　　　　　B. 恩前列素　　　　　　C. 兰索拉唑

D. 雷贝拉唑　　　　　E. 丙谷胺

27. Hp 根除的一线治疗方案包括

A. PPIs/RBS（标准剂量）+阿莫西林（1g）+克拉霉素（0.5g），一日 2 次，连续 7 日

B. PPIs/RBS（标准剂量）+甲硝唑（0.4g）+克拉霉素（0.5g），一日 2 次，连续 7 日

C. PPIs/RBS（标准剂量）+阿莫西林（1g）+呋喃唑酮（0.1g），一日 2 次，连续 7 日

D. PPIs/RBS（标准剂量）+阿司匹林（1g）+克拉霉素（0.5g）

E. PPIs/RBS（标准剂量）+铋剂（1g）+克拉霉素（0.5g）

28. 1 型糖尿病的症状特点包括

A. 任何年龄均可发病，但 30 岁前为常见，多发生在儿童和青少年

B. 血糖显著升高，经常反复出现乳酸性酸中毒

C. 起病急，病情重，血中可测到不同种类的针对胰岛素的自身抗体，多有典型的"三多一少"症状

D. 患者胰岛功能基本丧失，需要终生应用胰岛素替代治疗和维持生命，曾被称为胰岛素依赖型糖尿病

E. 成人晚发自身免疫性糖尿病，发病年龄在 20～48 岁，患者消瘦，有"三多"症状，易出现大血管病变

29. 下列哪些属于糖尿病并发症

A. 高血压　　　　　　B. 冠心病　　　　　　　C. 心脏代谢紊乱

D. 白内障　　　　　　E. 继发性青光眼

30. 糖尿病急性并发症包括

A. 糖尿病酮症酸中毒　　B. 高渗性非酮体高血糖症　　C. 低血糖症

D. 糖尿病非酮症高渗昏迷　　E. 低血压

31. 下列哪些药属于短效胰岛素

A. 普通胰岛素　　　　B. 正规胰岛素　　　　　C. 慢胰岛素

D. 速效胰岛素　　　　E. 低精蛋白锌胰岛素

32. 胰岛素制剂按作用时间长短分为

A. 超短效、短效胰岛素　　B. 半慢效胰岛素

C. 中效、慢效胰岛素　　　D. 超慢效、超长效胰岛素

E. 预混胰岛素

33. 口服降糖药中,磺酰脲类胰岛素促泌剂的主要不良反应包括
   A. 低血糖　　　　　　　　B. 消化道反应　　　　　　C. 过敏
   D. 白细胞减少　　　　　　E. 黄疸

34. 关于注射胰岛素的注意事项,下列叙述正确的是
   A. 只有可溶性人胰岛素可静脉给药　　　B. 未开启的胰岛素应冷藏保存
   C. 冷冻后的胰岛素可继续使用　　　　　D. 一般注射后15～30分钟就餐为宜
   E. 注射时应变换注射部位,两次注射点要间隔2厘米,以确保胰岛素稳定吸收

35. 痛风的高危因素有
   A. 酗酒、进食高嘌呤饮食等　　　　　　B. 有家族遗传史及肥胖者
   C. 共患高血压、高血脂、动脉硬化、冠心病
   D. 创伤与手术　　　　E. 服用噻嗪类利尿药、胰岛素、青霉素

36. 对高尿酸血症和痛风者应规避的药物是
   A. 阿司匹林、贝诺酯可引起尿酸升高　　B. 利舍平、喷布洛尔、替米沙坦
   C. 氢氯噻嗪、甲氯噻嗪、贝美噻嗪　　　D. 维生素C、维生素B_1
   E. 青霉素、洛美沙星、莫西沙星

37. 下列关于消化性溃疡病的叙述正确的是
   A. 包括胃溃疡、十二指肠溃疡
   B. 是以急性胃或十二指肠溃疡为主要病变的消化道疾病
   C. 病程多有慢性且反复发作的特点
   D. 发病常在秋冬及冬春季之交
   E. 发病率约占人口总数的10%

38. 关于组胺H_2受体阻断剂的说法正确的是
   A. 妊娠及哺乳期妇女忌用　　B. 急性胰腺炎者慎用　　　C. 儿童应慎用
   D. 肝肾功能不全者慎用　　　E. 餐前口服比餐后效果为佳

39. 慢性阻塞性肺病的临床表现说法正确的是
   A. 慢性支气管炎并发肺气肿时,咳嗽频繁
   B. 咳嗽剧烈时痰中可带血
   C. 当慢性支气管炎急性发作时,支气管分泌物增多,加重通气功能障碍
   D. 胸闷气短,严重时可出现呼吸衰竭
   E. 感染时肺部可有湿性啰音,缺氧明显时出现发绀

40. 骨质疏松症依据病因可分为
   A. 原发性骨质疏松症　　B. 继发性骨质疏松症
   C. 突发性骨质疏松症　　D. 特发性骨质疏松症
   E. 迟发性骨质疏松症

41. 下列关于骨质疏松的叙述正确的是
   A. 与骨的机械功能和钙代谢有紧密的联系
   B. 由于生理(年龄、绝经)、病理(运动损伤、炎症、代谢内分泌疾病)等原因使骨组织中钙含量丢失、机械性能下降,可诱发病理性骨折
   C. 原发性骨质疏松症为自然衰老过程中人体组织器官系统退行性改变在骨骼系统出现

的症状

    D. 妇女绝经后骨质疏松与绝经后雌激素不足有关

    E. 老年性骨质疏松症主要与增龄衰老有关

42. 诱发骨质疏松症的病因包括

    A. 膳食结构不合理,饮食中长期缺少钙、磷或维生素 D

    B. 妇女绝经后或切除卵巢后,体内能保持骨质强度的一种激素——雌激素的分泌减弱

    C. 妊娠及哺乳期妇女会流失大量钙

    D. 活动量小,户外运动少

    E. 大量和长期饮酒、喝咖啡、吸烟,长期服用药物

43. 下列哪些属于骨质疏松症的主要症状

    A. 胸、腰、膝等部位疼痛

    B. 身体姿势出现圆背或凹圆背,因骨质疏松可引起骨结构松散,强度减弱等

    C. 下肢肌肉痉挛,指(趾)甲变软,变脆和易裂

    D. 骨密度检查可能低于同性别骨峰均值;早期雌、雄激素水平可能低于同性别均值

    E. 易发生病理性骨折

44. 治疗骨质疏松症的药物包括

    A. 维生素 D   B. 钙制剂   C. 双膦酸盐

    D. 降钙素   E. 氟制剂

45. 曲尼司特对于哪些人不宜使用

    A. 妊娠期妇女慎用   B. 肝肾功能异常者慎用   C. 驾驶员慎用

    D. 机械操作者慎用   E. 高空作业者慎用

46. HRT 治疗妇女绝经后骨质疏松的益处包括

    A. 减轻绝经期妇女血管运动失常的症状和泌尿生殖器的萎缩

    B. 减少脊柱和髋关节发生骨折的危险性

    C. 维持绝经期妇女脊椎骨密度

    D. 提高绝经期妇女的生活质量,减轻疼痛和缓解症状

    E. 使尿失禁、牙齿脱落、体重增加和腹部肥胖明显减轻

47. 治疗肾上腺皮质激素所致的骨质疏松可选用

    A. 维生素 D   B. 钙制剂   C. 氯曲膦酸钠

    D. 丙氨膦酸二钠   E. 阿伦膦酸钠

48. 降钙素应用注意事项说法正确的是

    A. 大剂量作短期治疗时,少数患者易引起继发性甲状腺功能低下

    B. 降钙素对高钙血症者禁用

    C. 在骨质疏松症治疗时,宜同时补充钙制剂

    D. 皮下或肌内注射或静脉滴注后的不良反应为面、手部潮红,见于 40%～50% 患者

    E. 肌内注射应避开神经走向,左右两侧交替变换注射部位

49. 降钙素应用注意事项包括

    A. 对蛋白质过敏者可能对降钙素过敏,应用前宜做皮肤敏感试验;对怀疑过敏者,可先用 10IU/ml 降钙素稀释液做皮试,当出现过敏、喘息、眩晕、便意、耳鸣等症状时应立即停药

B. 大剂量短期治疗时,少数患者易引起继发性甲状腺功能低下
C. 妊娠期妇女慎用,对有皮疹、支气管哮喘者慎用
D. 用于治疗骨质疏松症时,宜同时补充钙制剂
E. 肌内注射应避开神经走向,左右两侧交替变换注射部位;注射时,若有剧痛或血液逆流,应迅速拔针换位注射

50. 抑郁症的临床表现下列说法正确的是
    A. 情绪低落、精神萎靡、悲观绝望、幻觉妄想
    B. 瞻前顾后、心神不宁、犹如大祸临头、惶惶不可终日
    C. 把身体的不适和听到的病情结合而夸大
    D. 也可出现早醒、厌食、消瘦、女性患者可有月经失调
    E. 多数人心率加快或减慢、四肢麻木、肢端发冷

51. 下列妊娠期妇女慎用的药物有
    A. 西酞普兰   B. 艾司西酞普兰   C. 氟伏沙明
    D. 文拉法辛   E. 度洛西汀

52. 甲状腺功能亢进症的临床症状有
    A. 多食、消瘦   B. 畏寒、多汗   C. 心悸、激动
    D. 神经和血管兴奋增强 E. 眼突、手颤、心脏杂音

53. 甲状腺功能亢进症的非药物治疗包括
    A. 为防止甲状腺功能亢进症控制不良,患者用避免服用含碘的药物
    B. 给予充足的糖类和脂肪
    C. 适当控制纤维素的物质
    D. 按时作息,睡眠充足,劳逸结合
    E. 戒烟戒酒,禁用浓茶、咖啡等

54. 下列药物可引起白细胞减少症的是
    A. 碘化钾   B. 丙硫氧嘧啶   C. 阿米替林
    D. 甲疏咪唑   E. 卡比马唑

55. 前列腺增生症的介入治疗包括
    A. 前列腺气囊扩张   B. 尿道支架   C. 前列腺冷冻治疗
    D. 高能聚焦超声   E. 前列腺注射疗法

56. 下列关于结核病的叙述正确的是
    A. 俗称"痨病"   B. 由结合分枝杆菌侵入体内所致的初发或继发性感染
    C. 为慢性和缓发的传染病,潜伏期长,4~8周
    D. 结合分枝杆菌可侵及多个脏器,其中80%发生在肺部,其他部位(颈部淋巴、脑膜、腹膜、肠道、皮肤、骨骼)也可继发感染
    E. 主要经呼吸传播,传染源是排菌的肺结核患者

57. 下列哪些因素导致细菌耐药
    A. 药物联合治疗中的差错   B. 药品剂量不足   C. 用药不规则
    D. 中断治疗   E. 过早停药

58. 根据1999年我国制定的结核病分类标准,将肺结核分为

A. 原发型肺结核　　　　B. 血行播散型肺结核　　　C. 浸润型肺结核
D. 慢性纤维空洞型肺结核　E. 结核性胸膜炎

59. 结核病的全身症状包括
A. 午后低热　　　　　　B. 乏力、盗汗　　　　　　C. 食欲减退、消瘦
D. 若肺部病灶进展播散，常呈不规则高热　　　　E. 妇女可有月经失调或闭经

60. 结核病呼吸系统症状包括
A. 通常为干咳或有少量黏液痰，继发感染时，痰呈黏液脓性
B. 约1/3患者有不同程度咯血，痰中带血多因炎性病灶的毛细血管扩张所致；中等量以上咯血，则与小血管损伤或来自空洞的血管破裂有关
C. 咯血后常有低热，可能因小支气管内残留吸收或阻塞支气管引起的感染所致；若发热持续不退，则应考虑结核病灶播散
D. 大咯血时可发生失血性休克
E. 频频发生血块阻塞大气道而引起窒息，此时患者极度烦躁、心情紧张、挣扎坐起、胸闷气促、发绀、应立即抢救

61. 结核病化学治疗的作用包括
A. 早期杀菌活性　　　　B. 灭菌活性　　　　　　　C. 防止耐药
D. 晚期杀菌活性　　　　E. 抑菌活性

62. 治疗结核病，具有早期杀菌活性的主要品种有
A. INH　　　　　　　　B. RFP　　　　　　　　　C. SM
D. EMB　　　　　　　 E. PZA

63. 治疗结核病，具有灭菌活性的药物有
A. INH　　　　　　　　B. RFP　　　　　　　　　C. SM
D. EMB　　　　　　　 E. PZA

64. 下列关于艾滋病的叙述正确的是
A. 全称为获得性免疫缺陷综合征　　　B. 是一种免疫缺陷疾病
C. 由HIV感染所致的传染性疾病
D. HIV进入人体后，因为辅助性T淋巴细胞表面有HIV受体，病毒通过受体进入T4细胞，在T4细胞生长繁殖，最后T4细胞破裂，释放出来的HIV又再侵犯其他的T4细胞，导致人体内T4细胞减少，而抑制性T淋巴细胞相对增加，造成T4/T3的比例不正常
E. 一般感染源以血液、精液、阴道分泌物、母乳为主，极少通过唾液或蚊虫叮咬传播，但并非完全没有

65. WHO公布的有关艾滋病传染途径为
A. 性行为　　　　　　　B. 母婴传播　　　　　　　C. 吸毒
D. 应用血液与血液制品　E. 蚊虫叮咬

66. 艾滋病的潜伏期长短与哪些因素有关
A. 本人免疫功能　　　　B. HIV种类　　　　　　　C. HIV强度
D. HIV数量　　　　　　E. 感染HIV后的营养、健康状态

67. 我国采用的HIV感染临床分类为
A. 1型感染　　　　　　 B. 2型感染　　　　　　　 C. 急性感染期

· 95 ·

D. 无症状感染期 E. 完全型艾滋病或进行期

68. 下列哪些属于艾滋病的机会性感染

A. 卡氏肺囊虫性肺炎 B. 隐孢子虫腹泻 C. 白色念珠菌感染

D. 疱疹病毒感染 E. 巨细胞病毒感染

69. 艾滋病的治疗依赖于哪几类药物

A. 核苷酸类 HIV 反转录酶抑制剂(NRTI)

B. 非核苷酸类 HIV 反转录酶抑制剂(NNRTI)

C. HIV 蛋白酶抑制剂(PI) D. 干扰素(IFN)

E. HIV 整合酶抑制剂(II)

70. 抗艾滋病药联合治疗的目的包括

A. 减少 HIV-1 病毒载量和减低血浆 HIV-RNA 水平

B. 增加机体免疫 T 淋巴细胞(CD4)数量

C. 调整产生耐药性患者的抗病毒治疗

D. 减少药品不良反应的发生

E. 增加肌体免疫 T 淋巴细胞数量

71. 治疗艾滋病时，NRTI 避免与哪些药物应用

A. 氯霉素 B. 顺铂 C. 氨苯砜

D. 格鲁米特 E. 甲硝唑

72. 关于结核病的初治涂阳病例，下列化疗初治方案正确的是

A. 2S(E)HRZ/4HR B. 2S(E)HRZ/4H3R3 C. 2S3(E3)H3R3Z3/4H3R3

D. 2HSP(E)/10HP(E) E. 1HS/11H2S2

73. 下列关于 HRT 的叙述，不正确的是

A. 在基础治疗即双膦酸盐＋维生素 D 的基础上，联合雌激素或选择性雌激素受体调节剂治疗

B. 在基础治疗即降钙素＋维生素 D 的基础上，联合雌激素或雄激素受体调节剂治疗

C. 在基础治疗氟制剂＋维生素 D 的基础上，联合雌激素或选择性雌激素受体调节剂治疗

D. 在基础治疗即钙制剂＋维生素 D 的基础上，联合雌激素或选择性雌激素受体调节剂治疗

E. 在基础治疗双膦酸盐＋维生素 D 的基础上，联合雌制剂或选择性雌激素受体调节剂治疗

74. 关于应用维生素 D 及其衍生物的注意事项，正确的是

A. 高钙血症、高脂血症和心功能不全者慎用

B. 与巴比妥类药合用时，应减少剂量

C. 妊娠期妇女使用过量，可导致胎儿脉管受损

D. 维生素 D 宜诱发心律失常，对心功能不全者，洋地黄和维生素 D 同用时应谨慎

E. 对高磷血症伴肾性佝偻疾病者禁用

75. 下列关于结核病的叙述中，正确的是

A. 结核以肺部受累形成肺结核最为常见

B. 人体感染结核菌后就一定会发病
C. 结核病的基本病理特征为渗出、干酪样坏死及其他增殖性组织反应,可形成空洞
D. 除少数起病急剧外,临床上多呈慢性过程
E. 表现为低热、消瘦、乏力等全身症状与咳嗽、咯血等呼吸系统表现

76. 下列关于抗结核药的合理应用中,叙述正确的是
   A. 短程疗法应用链霉素、异烟肼和对氨基水杨酸等联合用药后,常不能痊愈,而长程治疗不良反应多,费用昂贵,患者难以坚持完成全程
   B. 间歇疗法中,链霉素与对氨基水杨酸最好加大剂量,否则其疗效不如长程疗法
   C. 选药不当,不规则治疗或细菌产生耐药性均会导致初治失败而需复治
   D. 对以往未用利福平和乙胺丁醇者,最好以两药与异烟肼联合进行复治,疗程18~24个月
   E. 最大限度地防止耐药菌株的产生是治疗的关键

77. 下列关于艾滋病患者感染白色念珠菌的叙述,正确的是
   A. 多发于泌尿道
   B. 表现为充血水肿,白色菌苔覆盖,伴灼痛、渗血、顽固难愈等
   C. 如果发展迅速,发热,消瘦,为预后不良之兆
   D. 艾滋病患者易感染消化道、呼吸道念珠菌病,最常见的是鹅口疮
   E. 念珠菌性支气管炎常与卡氏肺囊虫肺炎并发

78. 下列关于艾滋病患者感染疱疹病毒的叙述,正确的是
   A. 带状疱疹常沿三叉神经、肋间神经分布,极易发生溃疡而留下不可逆的瘢痕
   B. 症状不明显   D. 反复发作   C. 久治不愈
   E. 单纯疱疹多发于口唇、生殖器、肛周

四、答案

历年考题

(一) A型题

1. C 2. A 3. B 4. A 5. D

(二) X型题

1. ACE 2. AD 3. ABC

强化模拟题

(一) A型题

1. B 2. B 3. C 4. A 5. C 6. A 7. C 8. C 9. A 10. E 11. D 12. D 13. C
14. C 15. D 16. C 17. E 18. A 19. B 20. A 21. E 22. C 23. D 24. B 25. A
26. D 27. C 28. D 29. C 30. D 31. C 32. C 33. C 34. E 35. B 36. C 37. B 38. E
39. B 40. E 41. D 42. B 43. A 44. D 45. A 46. E 47. B 48. D 49. C 50. B
51. E 52. A 53. E 54. C 55. D 56. E 57. C 58. D 59. D 60. D 61. D 62. E

63. A 64. C 65. E 66. D 67. E 68. A 69. D 70. A 71. C 72. E 73. B 74. B

(二)B型题

1. E 2. C 3. A 4. B 5. D 6. C 7. A 8. B 9. A 10. C 11. D 12. E 13. E
14. D 15. A 16. B 17. C 18. E 19. B 20. C 21. A 22. E 23. D 24. C 25. A
26. B 27. A 28. E 29. B 30. A 31. C 32. E 33. D 34. B 35. C 36. E 37. D
38. D 39. A 40. B 41. B 42. E 43. D 44. A 45. C 46. A 47. C 48. E 49. B
50. D 51. B 52. E 53. D 54. A 55. B 56. C 57. E 58. D 59. A 60. E 61. D
62. B 63. C 64. A 65. D 66. A 67. D 68. B 69. E 70. A 71. C 72. C 73. D
74. B 75. A 76. C 77. D 78. C 79. E 80. B 81. A 82. C 83. A 84. C 85. C
86. D 87. A 88. E 89. D 90. C 91. A 92. B 93. D 94. E 95. B 96. A 97. C
98. C 99. B 100. D 101. C 102. D 103. A 104. E 105. B 106. B 107. A 108. E
109. B 110. A 111. D 112. C 113. C 114. B 115. E 116. E 117. B 118. A 119. C
120. D 121. E 122. A 123. D 124. B 125. C 126. A 127. B 128. E 129. D 130. A
131. C 132. A 133. B 134. A 135. D

(三)X型题

1. CD 2. ABCDE 3. ABCDE 4. ABDE 5. ABC 6. ABCDE 7. ACD 8. ABCE
9. ABCDE 10. ABCD 11. BE 12. ACDE 13. ACDE 14. ABCDE 15. ABCDE
16. ABC 17. ABCDE 18. ABCDE 19. ABCD 20. ABCDE 21. ABCDE 22. ABCE
23. ABE 24. ABCDE 25. ABCDE 26. ACD 27. ABC 28. ACDE 29. ABCDE
30. ABCD 31. AB 32. ABCDE 33. ABCDE 34. ABDE 35. ABCDE 36. ABCDE
37. ACDE 38. ABCD 39. ABCDE 40. ABD 41. ABCDE 42. ABCDE 43. ABCDE
44. ABCDE 45. ABCDE 46. ABCDE 47. CDE 48. ABCE 49. ABCDE 50. ABCDE
51. ABCDE 52. ACDE 53. ABCDE 54. BDE 55. ABCDE 56. ABCDE 57. ABCDE
58. ABCDE 59. ABCDE 60. ABCDE 61. ABC 62. ABCD 63. ABE 64. ABCDE
65. ABCD 66. ABCDE 67. CDE 68. ABCDE 69. ABCE 70. ABCDE 71. ABCDE
72. ABCDE 73. ABCE 74. ACDE 75. ACDE 76. ACDE 77. BCDE 78. ACDE

第六章 药学监护

一、考试大纲

(一)重点药物监护

1. 抗菌药物
(1)抗菌药物应用指导原则(包括治疗性应用、预防性应用和特殊病理、围术期用药、老年人、不同生理状况患者应用基本原则)
(2)常见疾病的选药
(3)抗菌药物治疗监护点
2. 肾上腺糖皮质激素类
(1)用药原则
(2)治疗监护点
3. 维生素
(1)滥用危害
(2)治疗监护点
4. 非甾体抗炎药
(1)滥用危害
(2)用药原则
(3)治疗监护点
5. 抗凝血药和抗血小板药
(1)用药原则
(2)抗凝血药华法林、肝素治疗监护点
(3)抗血小板药阿司匹林、氯吡格雷治疗监护点
6. 抗心力衰竭药
(1)抗心力衰竭的用药原则
(2)利尿剂用药原则与治疗监护点
(3)强心苷的治疗监护点
7. 抗心律失常药
(1)用药原则
(2)治疗监护点
8. 抗癫痫药
(1)用药原则
(2)治疗监护点
9. 免疫抑制药 环孢素、他克莫司治疗监护点
10. 抗肿瘤药
(1)用药原则

(2)治疗监护点(蒽醌类抗生素、抗代谢药、植物来源生物碱、铂类化合物)

(二)体内药物浓度与基因组检测技术

1. 体内药物浓度监测
(1)治疗药物需要监测的原则
(2)常用体内血药浓度测定方法的比较
(3)需要药物浓度监测的药品种类
2. 药物基因组检测　临床需要重点监测的药品品种

(三)个体化给药

1. 卡马西平、茶碱、地高辛、苯妥英钠、万古霉素的个体化给药
2. 基因多态性与个体化给药(吗啡、质子泵抑制剂、异烟肼)

二、应试指南

(一)重点药物监护

1. 抗菌药物
(1)抗菌药物应用指导原则:①诊断为细菌性感染者,确有感染指征再应用抗菌药物。②尽早查明感染源,根据病原及细菌药物敏感试验结果选药。③按照药物的抗菌作用及药动学特点选药。④治疗方案应综合患病者病情、病原菌及抗菌药物特点制订。
(2)常见疾病的选药
(3)抗菌药物治疗监护点:①对症选择抗菌药物。首先要掌握不同抗菌药物的抗菌谱,所选药物的抗菌谱无比使其与所感染的微生物相对应;根据致病菌的敏感度选择抗菌药物;根据感染疾病的规律及其严重程度选择抗菌药物;根据各种药物的吸收、分布、代谢和排泄等特点选择抗菌药物。②合理联合应用抗菌药物。有以下几种情况可作为联合应用抗菌药物的参考指征:混合感染;严重感染;感染部位为一般抗菌药物不易透入者;抑制水解酶的菌种感染;为防止耐药菌株的发生而需要长期使用抗菌药物者,而该类细菌极易产生抗药性。③重视抗菌药物的相互作用与配伍禁忌。④确定最佳给药方案。⑤重视抗菌药静脉滴注的速度和浓度。
2. 肾上腺皮质激素类
(1)用药原则:因人(病)而异。妊娠期妇女用药,糖皮质激素能透过胎盘屏障;对于哺乳期的妇女用药,生理剂量或低药理剂量对婴儿一般无不良影响;对于小儿用药,小儿如长期使用肾上腺糖皮质激素,需十分慎重,因激素可抑制患儿生长发育,如确有必要使用,应选用短效或中效制剂,避免使用长效制剂;老年人应用糖皮质激素易发生高血压和骨质疏松;对于肝功能障碍者,糖皮质激素在体内的分布,以肝中最多,因此应谨慎使用。
(2)治疗监护点:①要有明确的指征和治疗目的;②应根据病情和患者的具体情况确定剂量和疗程;③感染时应用糖皮质激素应权衡利弊;④规避禁忌证和慎用患者;⑤坚持随访检查。
3. 维生素
(1)滥用危害:状维生素 A 长期大量服用,会出现疲劳,颅内压升高,夜尿增多,毛发干枯或脱落,皮肤干燥瘙痒等症状;维生素 B_1 大量使用,会出现心律失常,水肿,神经衰弱等症状;

维生素 C 长期过量服用,会出现皮肤潮红,头痛,尿频,胃痉挛等症状;维生素 D 长期大量服用,会出现低热,烦躁哭闹,惊厥,肝脏肿大等症状;长期大量服用维生素 E 可引起视物模糊,乳腺肿大,骨骼硬化等症。

(2)治疗监护点:区分治疗性用药和补充摄入量不足的预防性用药;严格掌握剂量和疗程;针对病因积极治疗;掌握用药时间;注意维生素与其他药物的相互作用。

4. 非甾体抗炎药

(1)滥用危害:胃肠道损害;肾损害;肝损害;心脑血管意外事件;其他不良反应。

(2)用药原则:①发热,治疗高热应先采用武力降温,如冰袋冷敷、酒精擦浴等,物理降温无效时再考虑选用解热药。②疼痛,对于疼痛症状不能首选使用镇痛药,而应找出疼痛的原因后再采取药物止痛。③炎症,本类药物的抗炎作用适用于治疗风湿性、类风湿疾病,某些药也用于治疗全身性红斑狼疮、骨关节炎、强直性脊柱炎及痛风和其他非感染性慢性炎症。

(3)治疗监护点:无论选择哪种 NSAID,剂量都应个体化;避免两种或两种以上 DSAID 同时服用;几乎禁止使用 NSAID 治疗 75 岁及以上高龄老年人的慢性疼痛;为减少不良反应,宜餐中服药;坚持阶梯式增加用药量直至达到最好疗效和阶梯式减退等原则。

5. 抗凝血药和抗血小板药

(1)用药原则。

(2)抗凝血药华法林、肝素治疗监护点:华法林华治疗监护点,法林起效滞后的时间段需要联合应用肝素;监护华法林所致的出血和国际标准化比值,出现出血倾向时需要及时救治;避免可缩短华法林作用时间的联合用药;基因检测利于选择适宜的华法林起始剂量;稳定摄食含维生素 K 的蔬菜;避免华法林的禁忌证。肝素治疗监护点,监护甘肃所致的出血,监测活化部分凝血活酶时间;注意肝素的禁忌证和规避肝素所致的不良反应;规避与肝素的配伍禁忌和有相互作用的联合用药;特殊患者的肝素监护;注意肝素的给药途径;低分子量肝素的监护。

(3)抗血小板药阿司匹林、氯吡格雷治疗监护点:监护抗血小板药导致的出血;评价氯吡格雷与阿司匹林合用的优劣;监护氯吡格雷+质子泵抑制剂诱发的心脏突发事件;监护抗血小板药的禁忌证。

6. 抗心力衰竭药

(1)抗心力衰竭药的用药原则:利尿药、醛固酮受体阻断药、β受体阻断药的用药原则。

(2)利尿药的用药原则和治疗监护点:①从小剂量开始,尽早使用,在水钠滞留消失后,也要以最小有效剂量长期维持。②心功能Ⅰ级患者及从未水钠滞留者,不需应用利尿药。③利尿药一般应与 ACEI 和 β 受体阻断药联合应用。④心力衰竭长期治疗中要重视保持机体体重状态,警惕水钠滞留复发,注意调整生活方式。⑤患者症状急性加重发生水钠滞留时,应加强利尿药治疗。

(3)强心苷的治疗监护点。

7. 抗心律失常药

(1)用药原则:①如在抗心律失常治疗中应用某一药物尚有疗效,则应尽量避免联合用药;②避免同时应用同一类药物;③避免同时应用作用或不良反应相似的药物;④联合用药时应减少各药的剂量。

(2)治疗监护点任意抗心律失常药所引起的心律失常;重视其他非心脏性的不良反应;血药浓度监测;注意抗心律失常药物的相互作用。

8. 抗癫痫药

(1)用药原则：首选单药治疗，起始药要选择单药治疗；如第一种药治疗失败，倾向于选择第二种一线抗癫痫药作为替代；需要多药联合治疗时避免使用镇静药；个体化治疗。

(2)治疗监护点：①抗癫痫药的选择和转换；②监测常见的不良反应；③妊娠妇女的服药问题；④重视药物的相互作用；⑤血药浓度监测，对患者依从性及宣传教评估。

9. 免疫抑制药　环孢素、他克莫司治疗监护点。

10. 抗肿瘤药

(1)用药原则。

(2)治疗监护点（蒽醌类抗生素、抗代谢药、植物来源生物碱、铂类化合物）。

(二)体内药物浓度与基因组检测技术

1. 体内药物浓度监测

(1)治疗药物需要监测的原则。

(2)常用体内血药浓度测定方法的比较：光谱法，色谱法，免疫法，高效毛细管电泳法。

(3)需要药物浓度监测的药品种类。

2. 药物基因组监测　临床需要重点监测的药品种类。

(三)个体化给药

用药剂量与所产生的药理作用强度大小之间的关系受很多因素的影响，可以存在很大的个体差异，因此理想的给药方案应当是根据每个患者的具体情况量身制订的，这就是"给药个体化"。

1. 卡马西平、茶碱、地高辛、苯妥英钠、万古霉素的个体化给药。

2. 基因多态性与个体化给药（吗啡、质子泵抑制剂、异烟肼）。

三、考前模拟

强化模拟题

(一)A 型题(最佳选择题)

1. 下列关于药学监护说法正确的是
A. 是以药物为中心的药学实践　　B. 在实验室、办公室、教室里完成
C. 必须在患者药物治疗中实施并获得实际效果
D. 药学监护只包括治疗药学监测、疗效跟踪、干预措施、不良反应防治
E. 从专业观点阐述和制定的一个监护计划

2. 对于肾功能减退感染患者下列哪种抗菌药不宜选用
A. 红霉素　　　　　B. 头孢唑林　　　　　C. 三唑巴坦
D. 四环素　　　　　E. 氯霉素

3. 抗菌药物在应用时应重视其相互作用和配伍禁忌，其中头孢曲松钠与哪种离子存在配伍禁忌
A. 钙　　　B. 镁　　　C. 铁　　　D. 锌　　　E. 铜

第六章 药学监护

4. 下列哪些疾病不是糖皮质激素的禁忌证
   A. 急性心力衰竭　　　B. 高脂血症　　　C. 憩室炎
   D. 癫痫　　　　　　　E. 青光眼

5. 下列哪种维生素不属于水溶性维生素
   A. 维生素 B_1　　　　B. 维生素 B_2　　　C. 维生素 A
   D. 维生素 C　　　　　E. 维生素 D

6. 下列哪种不属于抗凝血药
   A. 维生素 K 拮抗剂　　B. 肝素及低分子肝素　C. 环氧酶抑制剂
   D. 直接凝血酶抑制剂　　E. 达肝素钠

7. 哪个不是肝素的合理给药途径
   A. 口服　　　　　　　B. 皮下注射　　　　　C. 肌内注射
   D. 静脉注射　　　　　E. 静脉滴注

8. 在治疗心力衰竭时应用醛固酮受体拮抗剂最主要的危险是
   A. 肝损害　　　　　　B. 高钾血症　　　　　C. 肾损坏
   D. 酮尿酸症　　　　　E. 水钠潴留

9. 治疗心律失常药物胺碘酮最重要的不良反应是
   A. 肝损害　　　　　　B. 肾损害　　　　　　C. 肺损害
   D. 心动过速　　　　　E. 水钠潴留

10. 癫痫病失神发作联合有其他类型全身发作或部分发作，首选药是
    A. 卡马西平　　　　　B. 苯巴比妥　　　　　C. 拉莫三嗪
    D. 丙戊酸　　　　　　E. 丙戊酸钠

11. 下列关于免疫抑制药环孢素的说法错误的是
    A. 药品储存在 15℃～30℃室温中，禁忌冷冻
    B. 过敏体质者慎用　　　　C. 服药的时间应将用餐考虑在内
    D. 环孢素可经乳汁排泄　　E. 定时服药

12. 下列关于免疫抑制药他克莫司的说法错误的是
    A. 妊娠期禁用本品
    B. 哺乳期妇女在使用本品时不应哺乳
    C. 本药主要用于器官移植的排异反应，尤其适用于肝移植
    D. 本品可在用餐半个小时后服用，效果佳
    E. 患者服用前后均需禁食 1 小时

13. 下列说法不正确的是
    A. 与其他治疗药物相比，抗肿瘤药的治疗指数小而毒不良反应大
    B. 长春新碱可用于经脑脊液途径给药
    C. 抗肿瘤药在联合应用时会更有效
    D. 口服卡培他滨应注意有无严重腹泻并应大量饮水
    E. 环孢素属于钙神经蛋白抑制剂

14. 个体化给药的第一步是
    A. 明确诊断　　　　　B. 选择药物及给药途径

C. 测定血药浓度　　　D. 观察临床效果　　　E. 测定血药浓度

15. 下列个体化给药的方案中的一点法预测维持剂量的描述错误的是

A. 只需要在给一次初剂量后的某一时间取血
B. 根据测定的结果及规定的稳态时平均血药浓度推算出维持剂量
C. 血管外给药时，K 或 $t_{1/2}$ 的波动范围越大，误差越大
D. 允许患者间的血浆半衰期有一定范围的波动
E. 需要求算药动学参数

16. 下列方法中不是根据血药浓度数据制订个体化给药方案的是

A. 比例法　　　　　B. 一点法预测维持剂量　　　C. 血清肌酐法
D. 相对生物利用度法　　E. 重复一点法

17. 下列关于血清肌酐法叙述正确的是

A. 肌酐清除率是评价肝功能的常用指标
B. 肌酐清除率的正常值为男性 108，女性 120
C. 肌酐清除率如低于正常值，表明患者的肾功能有损害，但不会影响药物的清除功能
D. 此方法是通过血清肌酐计算肌酐清除率
E. 此方法对于由肾小球滤过排泄的药物结果可靠性高，对其他排泄类型的药物产生较小的误差

18. 下列对肝脏无损害的药物有

A. 四环素　　　　　B. 对乙酰氨基酚　　　C. 丙米嗪
D. 胺碘酮　　　　　E. 利舍平

19. 肝功能受损患者的个体化给药原则叙述错误的有

A. 尽量避免使用对肝脏有损害的药物
B. 治疗必需时减小剂量，延长给药间隔，不要长期服用
C. 随时注意监测和观察，防微杜渐
D. 要注意生活习惯，戒除烟酒嗜好，不要轻信流言
E. 治疗必需时应减小剂量，缩短给药间隔，不要长期服用

20. 下列方法不能作为评价肾功能指标的是

A. 尿液中的胱抑素 C　　B. 血液中尿素的量　　C. 血清肌酐
D. 肌酐清除率　　　　　E. 尿中 24 小时白蛋白的量

(二) B 型题（配伍选择题）

A. 清洁手术　　　　　B. 经阴道子宫切除术
C. 胃肠道体液大量溢出已造成污染的手术

1. 无需用抗菌药物预防
2. 清洁—污染手术
3. 污染手术（Ⅲ类切口）
4. Ⅰ类切口

A. 利福平　　　　　B. 头孢拉定　　　　　C. 庆大霉素
D. 四环素

5. 肾功能减退的感染患者不宜选用

6. 肾功能减退时感染患者可应用，但治疗量应减少
7. 肾功能减退的感染患者可应用按原治疗量或略减量
8. 肾功能减退的感染患者避免使用，确有应用指征者调整给药方案

A. 大剂量冲击疗法 B. 一般剂量长期疗法
C. 小剂量替代疗法 D. 隔日疗法

肾上腺皮质激素因人（病）而异的用药

9. 一般开始时波尼松口服 10～20mg 或相应剂量的其他皮质激素制剂，一日三次，产生临床效果后逐渐减量至最小维持量，持续数月
10. 用于严重中毒性感染及各种休克
11. 根据皮质激素的分泌具有昼夜节律性给药
12. 用于垂体前叶功能减退，艾迪生病及肾上腺皮质次全切除术后

A. 颅内压增高，毛发干枯或脱落，皮肤干燥瘙痒
B. 心律失常，水肿和神经衰弱
C. 皮肤红亮，尿频（一日量 600mg 以上时）胃痉挛
D. 烦躁哭闹，惊厥，肝脏肿大
E. 视物模糊，乳腺肿大，流感样综合征

维生素滥用的危害

13. 长期大量服用维生素 E
14. 维生素 B_1 大量使用
15. 维生素 D 大量使用
16. 长期大量服用维生素 C
17. 维生素 A 长期大量服用

下列药物分别属于哪类

A. 华法林钠 B. 达肝素钠 C. 希美加群
D. 阿司匹林 E. 普拉格雷

18. 二磷酸腺苷受体阻断剂
19. 直接凝血酶抑制剂
20. 低分子肝素
21. 环氧酶抑制剂
22. 维生素 K 拮抗剂

抗癫痫一线药物的选择

A. 卡马西平 B. 乙琥胺 C. 氯硝西泮
D. 尼莫地平 E. 阿莫西林

23. 癫痫部分发作
24. 癫痫全身发作失神发作
25. 癫痫肌阵挛发作
26. 癫痫强直阵挛发作

A. 比例法 B. 一点法预测维持剂量
C. 重复一点法 D. 血清肌酐 E. Bayesian 反馈法

27. 只需在给一次初剂量后的某一时间取血,根据测得的结果及规定的稳态时平均血药浓度,推算出维持剂量

28. 需要给两个相同的试验剂量,在每一个试验剂量后同一时间分别取两次血样同时测两个参数 K 和 V_d

29. 对主要由肾小球滤过排泄的药物结果较可靠的是

(三)X型题(多项选择题)

1. 新生儿患者抗菌药物的应用,应注意哪些
   A. 新生儿感染时应避免应用毒性大的抗菌药物
   B. 新生儿期禁用可能发生严重不良反应的抗菌药物
   C. 新生儿使用抗菌药物时应按日龄调整给药方案
   D. 青霉素类、头孢菌素类等 β-内酰胺类药物可正常量使用
   E. 新生儿确有应用毒性大的抗菌药的指征时,必须进行 TDM

2. 如何对症选择抗菌药物
   A. 首先要掌握不同抗菌药物的抗菌谱
   B. 根据致病菌的敏感度选择抗菌药物
   C. 根据感染疾病的规律及其严重程度选择抗菌药物
   D. 根据各种药物的吸收、分布、代谢和排泄等特点选择抗菌药物
   E. 所选择药物的抗菌谱务必使其与所感染的微生物相同

3. 糖皮质激素的疗程和用法有哪几种
   A. 大剂量冲击疗法　　B. 一般剂量长期疗法　　C. 小剂量持续疗法
   D. 小剂量替代疗法　　E. 隔日疗法

4. 长期应用糖皮质激素者,应定期检查哪些项目
   A. 血糖、尿糖或糖耐量试验　　B. 眼科检查　　C. 电解质
   D. 高血压和骨质疏松的检查　　E. 大便隐血

5. 水溶性维生素有哪几种
   A. 维生素 B_1　　B. 维生素 B_2　　C. 维生素 A
   D. 维生素 C　　E. 维生素 D

6. 下列说法不正确的是
   A. 无论选择何种 NSAID,剂量都应个体化
   B. 避免两种或两种以上 NSAID 同时服用
   C. 可以两种或两种以上 NSAID 同时服用,其疗效能叠加
   D. 长期应用非甾体抗炎药的患者应定期检查肝、肾功能
   E. 阿司匹林、吲哚美辛妊娠期妇女可以使用

7. 临床上的抗凝药有哪几类
   A. 维生素 K 拮抗剂　　　　　　　B. 环氧酶抑制剂
   C. 肝素及低分子肝素　　　　　　D. 磷酸二酯酶抑制剂
   E. 直接凝血酶抑制剂

8. 下列关于抗血小板药说法正确的是
   A. 抗血小板药可抑制血小板聚集,抑制动脉中血栓形成,是防治动脉血栓性疾病的重要

治疗药

　　B. 服用期间应定期监测血象和异常出血情况
　　C. 长期服用抗血小板药前,对有溃疡病史患者,应检测和根除幽门螺杆菌
　　D. 抗血小板药的药效与血浆浓度无关
　　E. 抗血小板药推荐个体化用药方案

9. 大多数心力衰竭患者常规合用的药物为
　　A. 利尿药　　　　　　　　B. ACEI　　　　　　　C. β受体阻断药
　　D. 醛固酮受体阻断药　　　　E. RAAS

10. 使用β受体阻断药时可能有哪些不良反应
　　A. 体液潴留和心力衰竭恶化　　　B. 乏力
　　C. 心动过缓和传导阻滞　　　D. 低血压　　　　　　E. 高血钾

11. 抗心律失常的药物治疗的原则有
　　A. 如在治疗中应用某一药物尚有疗效,应尽量避免联合用药
　　B. 避免同时应用同一类药物
　　C. 避免同时应用作用或不良反应相似的药物
　　D. 联合用药时应减少各药的剂量
　　E. 治疗基础疾病,去除诱因

12. 下列关于癫痫的说法正确的是
　　A. 是一种反复性突然发作的脑功能短暂异常的疾病
　　B. 单药治疗与多药治疗相比,首选单药治疗,起始用药选择单药治疗
　　C. 遇到难治性癫痫需要多要联合治疗时,在可能的情况下应避免使用镇静药
　　D. 联合治疗应选择作用机制和模式不同的药物
　　E. 癫痫治疗需要个体化治疗,特别是针对不同患者、病情等

13. 关于免疫抑制药环孢素的说法正确的是
　　A. 可选择抑制免疫应答,通过破坏T细胞活化的细胞因子的表达,阻断参与排异反应的体液和细胞效应机制
　　B. 可与肾上腺皮质激素合用
　　C. 药品的储存在15℃～30℃室温中或冷冻
　　D. 过敏体质者慎用
　　E. 服药时间不必将用餐考虑在内

14. 临床常用的抗肿瘤药的给药途径有
　　A. 静脉　　　B. 动脉　　　C. 肌内　　　D. 口服　　　E. 腔内

15. 目前临床上常用的可经脑脊液途径给药的抗肿瘤药有
　　A. 长春新碱　　　B. 甲氨蝶呤　　　C. 阿糖胞苷
　　D. 司莫司汀　　　E. 卡培他滨

16. 在抗肿瘤药物中用氯化钠注射液作溶剂的有
　　A. 环磷酰胺　　　B. 秋水仙碱　　　C. 顺铂
　　D. 卡铂　　　E. 依托泊苷

17. 影响血药浓度的病理因素包括

A. 肝功能损害　　　　B. 肾功能损害　　　　C. 心脏疾患
D. 胃肠疾患　　　　　E. 药物与血浆蛋白的结合水平

18. 制订个体化给药方案的方法主要有
A. 比例法　　　　　　B. 一点法预测维持剂量　　C. 血浆肌酐法
D. 重复一点法　　　　E. 血清肌酐法

19. 需要进行治疗药物监测的药物主要是
A. 治疗指数低的药物　　　B. 使用剂量大的药物　　C. 毒副作用强的药物
D. 药物体内过程个体差异大的药物　　　E. 需要长期服用的某种药物

20. 下列对肾功能受损的患者个体化给药原则叙述正确的是
A. 明确诊断，了解患者肾功能受损的程度
B. 对药物的药动学及药效学知识要清楚，特别是药物吸收相和消除相的血浆半衰期等
C. 应尽量合并药物使用
D. 定期验尿，出现尿蛋白和管型应及时停药和换药
E. 定期验血，了解尿素和肌酐情况

21. 肝功能受损患者的个体化给药的原则包括
A. 尽量避免使用对肝脏有损害的药物
B. 治疗必需，则应减小剂量，延长给药间隔，不要长期服用
C. 随时注意监测和观察，防微杜渐
D. 定期检查肝功能　　　E. 定期验尿

22. 常用的血药浓度测定的几种方法是
A. 分光光度法　　　　B. 气象色谱法　　　C. 高效液相色谱法
D. 免疫学方法　　　　E. 化学试剂法

四、答案

强化模拟题

(一) A 型题

1. C　2. D　3. A　4. D　5. C　6. C　7. A　8. B　9. C　10. D　11. C　12. D　13. B
14. A　15. E　16. D　17. D　18. E　19. E　20. A

(二) B 题型

1. A　2. B　3. C　4. A　5. D　6. B　7. A　8. C　9. B　10. A　11. D　12. C　13. E
14. B　15. D　16. C　17. A　18. E　19. D　20. B　21. B　22. A　23. A　24. B　25. C
26. A　27. B　28. C　29. D

(三) X 题型

1. ABCE　2. ABCD　3. ABDE　4. ABCDE　5. ABD　6. CE　7. ACE　8. ABCDE
9. ACD　10. ABCD　11. ABCD　12. ABCDE　13. ABDE　14. ABCDE　15. BC　16. ACD
17. ABCDE　18. BCDE　19. ACDE　20. ABDE　21. ABCD　22. ABCD

第七章 特殊人群的用药指导

一、考试大纲

(一)儿童和老年人用药

1. 儿童用药
(1)小儿不同发育阶段的用药特点
(2)小儿用药注意事项
(3)婴幼儿禁用的药物
2. 老年人用药
(1)老年人患病的特点
(2)老年人药动学特点与药效学特点
(3)老年人常用药物的不良反应
(4)老年人用药注意事项

(二)妊娠和哺乳期妇女用药

1. 妊娠期用药
(1)药物对孕妇的影响
(2)不同孕期的用药特点
(3)药物对胚胎和胎儿的不良影响
(4)妊娠期妇女用药注意事项
(5)妊娠期妇女禁用药物的常见品种
2. 哺乳期用药
(1)可在乳汁中排泄的药物
(2)哺乳期妇女用药注意事项
(3)哺乳期妇女禁用药物

(三)驾驶员和运动员用药

1. 驾驶员用药
(1)驾驶员应慎用的药物
(2)防范措施
2. 运动员用药
(1)兴奋剂的概念、分类及主要品种
(2)兴奋剂的危害

(四)肝、肾功能不全者用药

1. 肝功能不全者用药

(1)肝功能不全时药动学和药效学特点
(2)肝功能不全者用药原则
(3)肝病患者慎用的药物
(4)肝功能不全者给药方案调整
2. 肾功能不全者用药
(1)肾功能不全时药动学与药效学特点
(2)肾功能不全者用药原则
(3)肾功能不全者慎用的药物
(4)肾功能不全者给药方案调整

(五)透析患者用药

1. 常用的透析方法
(1)血液透析的适应证和相对禁忌证
(2)腹膜透析的适应证
2. 透析患者用药注意
(1)透析患者给药剂量的调整
(2)透析患者用药注意事项

二、应试指南

(一)儿童和老年人用药

1. 小童用药

(1)小儿不同发育阶段的用药特点：儿童处于生理和代谢过程迅速变化的阶段，对药物具有特殊的反应。儿童发育可分为新生儿期、婴幼儿期和儿童期3个阶段，出生后28天为新生儿期；出生后1个月至3岁为婴幼儿期；3至12岁为儿童期。小儿在不同生长阶段存在不同的用药特点。包括新生儿用药特点、婴幼儿期用药特点、儿童期用药特点。

(2)小儿用药注意事项：药师应了解小儿不同发育时期的解剖生理特点、药物的特殊反应，严格掌握用药指征，坚持合理用药，才能取得良好的疗效。严格掌握剂量，注意间隔时间。根据小儿特点，选好给药途径。

(3)小儿禁用的药物。

2. 老年人用药　由于老年人身体各器官功能的改变，用药后的药效学与药动学亦有变化。所以在给老年人用药时需要特别注意，这样才能使老年人的药物治疗更安全有效。

(1)老年人患病特点：老年人患病特点包括：起病隐袭，症状多变。病情难控，恶化迅速。多种疾病集于一身。意识障碍，诊断困难。此起彼伏，并发症多。

(2)老年人药动学特点：①吸收。老年人胃肠道肌肉纤维萎缩，张力降低，胃排空延缓，胃酸分泌减少，胃液的pH升高，一些酸性物质分解增多，吸收减少。胃排空延迟，小肠黏膜表面积减少。心排血量降低和胃肠动脉硬化而致胃肠道血流减少，肠道上皮细胞数目减少，有效吸收面积减少。②分布。老年人细胞内液减少和功能减退，脂肪组织增加而总体液及非脂肪组织减少，使药物分布容积减少。加上心肌收缩无力，心血管灌注量减少，故影响药物分布。血

第七章 特殊人群的用药指导

浆蛋白含量降低,直接影响药物与蛋白的结合,使游离药物浓度增加,作用增强。③代谢。肝脏是药物代谢和解毒的主要场所,老年人的肝脏重量比年轻时减轻15%,代谢分解与解毒能力明显降低,容易受到药物的损害。同时机体自身调节和免疫功能也降低,因而也影响药物的代谢。

(3)老年人药效学特点:对中枢神经系统药物的敏感性增高;对抗凝血药的敏感性增高;对利尿药、抗高血压药的敏感性增高;对β受体激动剂的敏感性降低。

(4)老年人常用药物的不良反应。

(5)老年人用药注意事项:老年人医源性疾病最常见的原因是不适当用药。老年人用药应注意以下几方面:不用或少用药物;合理选择药物;选择适当的剂量;药物治疗要适度;注意药物对老年人其他疾病的影响;提高老年人用药依从性。

(二)妊娠期和哺乳期妇女用药

1. 妊娠期用药 孕妇用药直接关系到下一代的身心健康。在胎儿发育的不同阶段,其器官功能尚不完善,如用药不当,就会产生影响。因此,为防止诱发畸胎,在妊娠初始3个月应尽量避免服用药物,尤其是已经确定或怀疑有致畸作用的药物。此外,许多药物能从母亲的乳汁中排泄间接影响婴儿的生长发育,也有可能引起中毒,所以哺乳期妇女用药应考虑药物对乳儿的影响。

(1)药物对孕妇的影响。

(2)不同孕期的用药特点:包括细胞增殖早期、器官发生期和胎儿形成期三个时期的用药特点。

(3)药物对胚胎及胎儿的不良反应:畸形,神经中枢抑制和神经系统损害,溶血,以及一些其他损害。

(4)妊娠期妇女用药注意事项:了解不同药物在妊娠期对胎儿的影响,安全选药应尽量选用对孕妇及胎儿安全的药物。谨慎使用可引起子宫收缩的药物。要权衡利弊,在妊娠期不滥用抗菌药。

(5)妊娠期妇女禁用药物的常见品种。

2. 哺乳期用药

(1)可在乳汁中排泄的药物。

(2)哺乳期妇女用药注意事项:选药慎重,权衡利弊;适时哺乳,防止蓄积;非用不可,选好替代;代替不行,人工哺育。

(3)哺乳期妇女禁用药物。

(三)驾驶员和运动员用药

在日常各项工作中,驾驶员常因服药后影响其正常反应,出现不同程度的疲倦、嗜睡、困乏和精神不振、视物模糊、辨色困难、多尿、平衡力下降等,都会影响人的反应能力,容易出现危险和人身事故。医师、药师应知道驾驶员了解这些方面的知识,以确保驾驶员的用药安全。

1. 驾驶员用药

(1)驾驶员应慎用的药物:可引起嗜睡的药物;可是驾驶员出现眩晕或幻觉的药物;可使驾驶员视物模糊或辨色困难的药物可使驾驶员出现定向力障碍的药物;可使驾驶员多尿或多汗

的药物。

(2)防范措施。

2. 运动员用药

(1)兴奋剂的概念:兴奋剂是指运动员参赛时禁用的药物,具体是指能起到增强或辅助增强自身体能或控制能力,以达到提高比赛成绩的某些物理或生理物质。

(2)兴奋剂的分类及主要品种:合成类固醇、精神刺激剂、β受体阻断剂、利尿药、麻醉性镇痛药、肽激素类。

(3)兴奋剂的危害。

(四)肝肾功能不全者用药

肝脏是许多药物代谢的场所,当肝功能不全时,药物代谢必然受到影响,药物生物转化减慢,血中游离型药物增多,从而影响药物的效应病增加毒性。因此必须减少用药剂量及用药次数,特别是给予肝毒性的药物时更需慎重,应强调个体化给药。

1. 肝功能不全者用药

(1)肝功能不全时药动学和药效学特点。

(2)肝功能不全患者用药原则:明确诊断,合理用药;避免或减少使用对肝脏毒性大的药物;注意药物相互作用,特别避免与肝毒性的药物合用;肝功能不全而肾功能正常的病人可选用对肝毒性小,并且从肾脏排泄的药物;初始计量宜小,必要时进行TDM,做到给药方案个体化;定期监测肝功能,及时调整治疗方案。

(3)肾功能不全患者慎用的药物。

(4)肝病患者慎用的药物。

2. 肾功能不全者用药

(1)肾功能不全时药动学和药效学特点。

(2)肾功能不全患者用药原则:明确诊断,合理用药;避免或减少使用肾毒性大的药物;注意药物相互作用,特别应避免与有关肾毒性的药物合用;肾功能不全而肝功能正常者可选用双通道排泄的药物;根据肾功能的情况调整用药剂量和给药间隔的时间,必要时进行TDM;设计个体化给药方案。

(五)透析患者用药

1. 常用透析方法

(1)血液透析的适应证和相对禁忌证。

(2)腹膜透析的适应证。

2. 透析患者用药注意

(1)透析患者给药剂量的调整。

(2)透析患者用药注意事项。

第七章　特殊人群的用药指导

三、考前模拟

历年考题

(一) A 型题(最佳选择题)

1. 下列关于儿童用药的特点,哪项说法是正确的
   A. 体表面积比成人相对较大、皮肤角化层薄、局部用药要防止吸收中毒
   B. 早产儿脂肪含量低,脂溶性药物能与其充分结合
   C. 新生儿酶系完备,用药不必考虑肝酶成熟情况
   D. 新生儿肾血流量及肾小球滤过率较成人为高,故药物清率也高
   E. 儿童新陈代谢旺盛,药物排泄快,因此可长期大量应用酸碱类药物

2. 老年人应用卡那霉素时应谨慎,主要因为
   A. 老年人肝血流量减少,肝功能下降,从而使血药浓度升高
   B. 老年人血浆蛋白含量降低
   C. 老年人体内水分减少、药物分布容积降低
   D. 老年人肾功能降低,药物半衰期延长、耳、肾毒性增加
   E. 老年人易产生肺毒性反应

3. 为避免引起新生儿循环障碍和灰婴综合征,产妇分娩前应禁用的药物是
   A. 青霉素　　　　　B. 氯霉素　　　　　C. 红霉素
   D. 新霉素　　　　　E. 庆大霉素

4. 乳母哺乳期不应使用的药物是
   A. 乳酸钙　　　　　B. 四环素　　　　　C. 氨苄西林
   D. 谷维素　　　　　E. 硫酸亚铁

5. 老年人服用不易引起体内蓄积中毒的是
   A. 含地高辛的制剂　　B. 含庆大霉素的制剂　　C. 含维生素 C 的制剂
   D. 含马兜铃酸的制剂　E. 含朱砂的中药制剂

6. 下列关于小儿用药特点的描述、错误的是
   A. 婴幼儿鼻饲给药是不安全的　　　B. 皮下注射给药不适于新生儿
   C. 早产儿皮肤薄不宜肌内注射　　　D. 婴幼儿静脉给药速度不要过快
   E. 婴幼儿使用透皮吸收药物容易中毒

7. 老年人长期应用后易导致抑郁症的药品是
   A. 氢氯噻嗪　　　　B. 美西律　　　　　C. 格列齐特
   D. 硝苯地平　　　　E. 氯硝西泮

8. 哺乳期妇女禁用的药品是
   A. 诺氟沙星　　　　B. 复方铝酸铋　　　C. 青霉素
   D. 多潘立酮　　　　E. 碳酸钙

9. 慢性肝病患者慎用的药品是
   A. 辅酶 A　　　　　B. 异烟肼　　　　　C. 法莫替丁
   D. 硝苯地平　　　　E. 地高辛

· 113 ·

(二)X 型题(多项选择题)

1. 透析患者服用磷结合剂——碳酸钙时应注意的事项有
   A. 必须在两餐间服用　　B. 必须在进食时服用　　C. 必须在晨起时服用
   D. 必须与铁剂同服　　E. 必须控制用量,否则易出现高钙血症

2. 可致药源性肾损害的药品有
   A. 环孢素　　B. 罗红霉素　　C. 顺铂
   D. 噻氯匹定　　E. 阿司匹林

3. 肾功能减退的感染患者,可按常用剂量或略减剂量应用的药品有
   A. 多西环素　　B. 阿奇霉素　　C. 头孢哌酮
   D. 阿莫西林　　E. 阿米卡星

强化模拟题

(一)A 型题(最佳选择题)

1. 新生儿局部用药药物吸收的特点
   A. 新生儿体表面积相对较成人小,皮肤角化层薄,局部用药透皮吸收快而多
   B. 新生儿体表面积相对较成人小,皮肤角化层厚,局部用药透皮吸收快而多
   C. 新生儿体表面积相对较成人大,皮肤角化层厚,局部用药透皮吸收快而多
   D. 新生儿体表面积相对较成人大,皮肤角化层薄,局部用药透皮吸收快而多
   E. 新生儿体表面积相对较成人小,皮肤角化层厚,局部用药透皮吸收慢而少

2. 新生儿注射给药叙述正确的是
   A. 新生儿一般采用皮下或肌内注射
   B. 所有静脉用药可由护士给药
   C. 普萘洛尔、维拉帕米对新生儿不易引起危险
   D. 戊巴比妥纳可由护士给药
   E. 地西泮应在医师指导下给药

3. 下列哪种药物不能与血胆红素竞争血浆蛋白,使血中游离胆红素增加会使新生儿脑组织黄染,导致核黄疸,甚至引起死亡
   A. 磺胺药　　B. 水杨酸盐　　C. 苯巴比妥
   D. 苯妥英钠　　E. 维生素 K

4. 婴幼儿期用药特点,下列叙述错误的是
   A. 口服给药时以混悬剂为宜
   B. 注射给药时常用静注和静滴
   C. 维生素 AD 滴剂可用于熟睡中的婴幼儿
   D. 婴幼儿使用镇静剂时根据年龄,年龄越小,剂量也要相对小些
   E. 派替啶对于婴幼儿来说为常用药

5. 儿童期用药特点叙述错误的是
   A. 儿童正处在生长发育阶段,新陈代谢旺盛对一般药物的排泄比较快

B. 注意预防水电解质平衡紊乱 　　　　C. 激素类药物应慎用
D. 骨和牙齿发育易受药物影响 　　　　E. 可的松、泼尼松等是儿童常用药

6. 新生儿用药的特点叙述错误的
   A. 新生儿应用硼酸、水杨酸等可引起中毒
   B. 新生儿胃排空时间较长，磺胺药等主要在胃内吸收的药物吸收较完全
   C. 新生儿胃黏膜尚未发育完全，胃酸分泌很少，使不耐酸的口服青霉素吸收较完全
   D. 戊巴比妥钠、地西泮等作用剧烈的药物在使用时有引起急性中毒的可能，应由医师配合
   E. 新生儿一般采用皮下或肌内注射

7. 对新生儿来说下列给药方式是吸收最快，药效可靠的是
   A. 肌内注射　　　　　B. 栓剂　　　　　C. 口服给药
   D. 静脉给药　　　　　E. 贴剂

8. 新生儿使用胆红素导致核黄疸，甚至死亡的原因是
   A. 新生儿血脑屏障尚未形成完全　　　　B. 血浆蛋白结合率低
   C. 新生儿酶系发育不完全　　　　　　　D. 给药途径的影响
   E. 体液量高

9. 透析患者使用何药时必须采用注射方式
   A. 维生素 A　　　　　B. 维生素 B　　　　C. 维生素 C
   D. 维生素 D　　　　　E. 人促红素

10. 下列药物长期使用可引起小儿牙釉发育不良和牙齿变黄的是
    A. 四环素　　　　　　B. 青霉素　　　　　C. 胆红素
    D. 吗啡　　　　　　　E. 氯霉素

11. 影响新生儿药物分布的最重要因素是
    A. 血小板与药物的结合程度　　　　　　B. 白细胞与药物的结合程度
    C. 血红蛋白药物结合的程度　　　　　　D. 红细胞与药物的结合程度
    E. 血浆蛋白与药物结合的程度

12. 下列哪种药物不能由透析清除
    A. 庆大霉素　　　　　B. 异烟肼　　　　　C. 阿司匹林
    D. 锂盐　　　　　　　E. 利福平

13. 下列哪项不是保证老年患者用药安全的对策
    A. 简化用药方法　　　　　　　　B. 选择老年人便于服用的剂型
    C. 选择适当的剂量　　　　　　　D. 合用药物一般以 5~6 种为宜
    E. 应用最低有效剂量来治疗

14. 下列药物中能加重老年人抑郁症状的是
    A. 利舍平　　　　　　B. 吲哚美辛　　　　C. 安乃近
    D. 维生素 A　　　　　E. 保泰松

15. 下列可引起老年人脱水、低血钾的药物是
    A. 阿司匹林　　　　　B. 利舍平　　　　　C. 胺碘酮
    D. 氢氯噻嗪　　　　　E. 庆大霉素

16. 老年人患病特点叙述错误的是
    A. 病情难控 B. 多种疾病集于一身 C. 起病明显
    D. 意识障碍,诊断困难 E. 此起彼伏,并发症多
17. 维生素及微量元素如维生素A过量引起老年人中毒的表现叙述正确的是
    A. 嗜睡、头晕、口干 B. 水肿、心力衰竭 C. 四肢无力、精神模糊
    D. 呕吐、面部潮红 E. 厌食、毛发脱落、易发怒激动等
18. 老年人对抗凝血药敏感性增高的原因叙述错误的是
    A. 肝脏合成凝血因子的能力下降 B. 饮食中维生素K含量不足
    C. 血浆蛋白少 D. 维生素K的胃肠道吸收障碍
    E. 血管的病理变化
19. 孕妇服用下列哪种药物可致胎儿颅骨和面部畸形、腭裂
    A. 雌激素 B. 孕激素 C. 甲氨蝶呤
    D. 利尿药 E. 降压药
20. 妊娠早期的妇女服用下列何种药物可导致胎儿颅骨和面部畸形、腭裂
    A. 无味红霉素 B. 咖啡因 C. 甲氨蝶呤
    D. 阿司匹林 E. 氯霉素
21. 妊娠三个月至足月称为
    A. 细胞增殖早期 B. 器官发生期 C. 高敏感期
    D. 胎儿形成期 E. 妊娠早期
22. 美国FDA颁布的药物标准中,可使胎儿异常的药物属于
    A. A级 B. B级 C. C级
    D. D级 E. X级
23. 哪种因素不影响药物在乳汁中排泄
    A. 药物与母体血浆蛋白结合能力 B. 药物分子量
    C. 药物的解离度 D. 药物剂型 E. 药物的酸碱度
24. 孕期中药物致畸的敏感期为
    A. 胎儿形成晚期 B. 胎儿形成早期 C. 胎儿分化期
    D. 细胞增殖早期 E. 器官发生期
25. 对哺乳期妇女用药安全叙述错误的是
    A. 选药慎重 B. 乳母患泌尿道感染时,不用氨苄西林,而选用磺胺药
    C. 适时哺乳,防止蓄积 D. 非用不可,选好替代
    E. 代替不可,人工哺乳
26. 下列何种药物不是运动员禁用药
    A. 麻黄素 B. 可卡因 C. 促性腺激素
    D. 青霉素 E. 普萘洛尔
27. 下列哪种药物不会引起驾驶员嗜睡
    A. 奥美拉唑 B. 阿米洛利 C. 米索拉唑
    D. 苯噻 E. 泮托拉唑
28. 对驾驶员用药安全叙述错误的是

第七章 特殊人群的用药指导

A. 注意复方制剂中有无对驾驶能力有影响的成分
B. 在注射胰岛素后要稍事休息
C. 注意药品名的通用名和商品名
D. 对于驾驶员慎用药一定不可服用
E. 对于易产生嗜睡的药物,服用的最佳时为睡前半小时

29. 对于肝功能损害较轻者,给予主要在肝脏代谢的药物,药物剂量应该下调
    A. 25% B. 15% C. 20%
    D. 30% E. 35%

30. 可使驾驶员出现眩晕幻觉的药物是
    A. 金刚烷胺 B. 双嘧达莫 C. 氟桂利嗪
    D. 阿米洛利 E. 咳必清

31. 肾功能不全者服用下列何种药物会使分布容积减少
    A. 庆大霉素 B. 异烟肼 C. 地高辛
    D. 苯妥英钠 E. 呋塞米

32. 在肾功能损害时,氨基糖苷排泄减慢的机制叙述正确的是
    A. 肾小管分泌减少 B. 肾小管重吸收增加
    C. 肾血流量增加 D. 肾血流量减少 E. 肾小球滤过减少

33. 对于肾损害患者能引起尿潴留的是
    A. 庆大霉素 B. 维生素 C. 青霉素
    D. 吗啡 E. 维生素

34. 下列哪项不是腹膜透析的适应证
    A. 高钙血症 B. 慢性肾衰 C. 农药中毒
    D. 急性肾衰竭 E. 肝性脑病

(二)B型题(配伍选择题)

A. 胎儿肢体、耳、内脏畸形 B. 性发育异常
C. 胎儿颅骨和面部畸形腭裂 D. 指、趾畸形
E. 癫痫症

1. 孕妇服用沙利度胺(反应停)可引起
2. 孕妇服用甲氨蝶呤可引起
3. 孕妇服用雌激素可引起
4. 孕妇服用氮芥类可引起

A. 阿米卡星 B. 利福平 C. 依那普利
D. 吗啡 E. 头孢替坦

5. 血液和腹膜透析均可清除的药物
6. 不能由透析清除的是
7. 不能由血液透析清除,但是否由腹膜透析清除尚无可靠资料的药物是
8. 已知由血液透析清除,但是否由腹膜透析清除尚无可靠资料的药物是
9. 可由腹膜透析清除,但是否由血液透析清除尚无可靠资料的药物是

A. 青霉素 B. 氯霉素 C. 新生霉素

117

D. 红霉素 E. 磺胺药

10. 能引起新生儿灰婴综合征的是
11. 使葡萄糖醛酸酶缺乏的新生儿出现溶血的是
12. 引起新生儿高胆红素血症的是

A. 依托红霉素 B. 阿司匹林 C. 叶酸
D. 咖啡因 E. 维生素 B_6

13. 妊娠晚期服用何种药物易引起过期妊娠、产程延长、产后出血
14. 妊娠后期应用何种药物易引起阻塞性黄疸并发症
15. 服用何种药物易引起孕妇不安、心跳加快、失眠,甚至厌食

A. 胚胎的所有细胞尚未分化,细胞功能活力相等
B. 药物致畸的高敏感期 C. 细胞增殖后期
D. 器官发生期 E. 胎儿形成期

16. 受精后 3 周～3 个月为
17. 约受精后至 18 天为
18. 妊娠 3 个月至足月为
19. 妊娠 21～35 天为

A. 导致胃出血,呕吐咖啡色物及引起黑便 B. 长期服用导致抑郁症
C. 可致脱水、低血钾等不良反应 D. 可出现面部潮红、心悸、头痛
E. 心动过缓、心脏停搏,还可诱发哮喘,加重心力衰竭

老年人服用下列何种药易引起以上症状

20. 普萘洛尔
21. 吲哚美辛
22. 硝苯地平
23. 呋塞米
24. 甲基多巴

A. 间质性肾炎 B. 肾结石 C. 尿潴留
D. 尿失禁 E. 肾小管损坏

肾病患者需要慎用的药物

25. 卡马西平会导致
26. 维生素 D 会导致
27. 赛庚啶会导致
28. 青霉素会导致
29. 氯丙嗪

A. 卡托普利 B. 吗啡 C. 四环素类抗生素
D. 利福平 E. 口服避孕药

30. 引起肾病患者肾小管损坏
31. 导致肾病患者肾小球功能障碍
32. 导致肾病患者尿潴留
33. 导致肾病患者肾小球肾炎及肾病综合征

第七章　特殊人群的用药指导

34. 导致肾小球肾炎

A. 三硅酸镁　　　　　B. 糖皮质激素　　　　C. 甲基麦角丁胺

D. 甘露醇　　　　　　E. 氯丙嗪

35. 可诱发肾病患者得肾结石的是

36. 可诱发肾病患者得泌尿系阻塞的是

37. 可诱发肾病患者得血管阻塞的是

38. 可诱发肾病患者得尿失禁的是

39. 可诱发肾病患者得渗透性肾病的是

A. 氯霉素　　　　　　B. 新生霉素　　　　　C. 磺胺类药物

D. 氟喹诺酮类药　　　E. 四环素

应用以上何种药物会引起以下症状

40. 新生儿灰婴综合征

41. 新生儿高胆红素血征

42. 儿童牙齿变黄

43. 新生儿溶血

44. 可能导致承重关节损伤

A. 奥美拉唑　　　　　B. 吲达帕胺　　　　　C. 阿托品

D. 避孕药　　　　　　E. 右美沙芬

45. 可引起驾驶员出现眩晕或幻觉

46. 可使驾驶员嗜睡的药物

47. 可使驾驶员出现定向力障碍的

48. 可导致驾驶员多尿或多汗

49. 可导致驾驶员视近物不清或模糊

A. 抑制葡萄糖醛酸转移酶的作用　　　B. 新生儿血脑屏障尚未形成完全

C. 婴幼儿血浆蛋白结合药物能力差　　D. 新生儿组织器官发育不完全

E. 新生儿体表面积相对较成人大,皮肤角化层薄,局部用药透皮吸收快而多

50. 水杨酸会引起新生儿中毒是因为

51. 新生儿使用苯巴妥容易中毒是因为

52. 新生儿服用胆红素导致核黄疸,甚至引起死亡是因为

53. 新生霉素引起高胆红素血症是因为

A. 应在两餐之间服用　　　B. 只能采用注射方式给药

C. 应在晚上睡前服用　　　D. 宜在空腹服用

E. 必须在进食的同时服用,否则无效

54. 透析患者宜在何时服用维生素 D

55. 透析患者宜在何时服用铁剂

56. 透析患者宜在何时服用磷结合剂

57. 透析患者宜于何时服用 EPO

A. 可引起头晕、头胀痛、心跳加快、可诱发或加重青光眼

B. 可导致大汗淋漓,血压及体温下降,四肢冰冷,极度虚弱甚至发生虚脱

C. 可致室性心动过速　　D. 可致嗜睡、头晕、口干等反应　　E. 易发生低血糖

老年人服用下列何种药会导致以上症状

58. 胰岛素

59. 阿司匹林

60. 胺碘酮

61. 硝酸甘油

62. 氯苯那敏

A. 老年人血浆蛋白降低,使血中具有活性的游离药物比结合型药物多

B. 造成心排血量减少,供应脑组织的血流量减少,引起大脑供血不足

C. 肾排泄能力降低　　D. 胃肠功能减退　　E. 排泄功能消失

63. 老年人服用钙剂药加大剂量是因为

64. 华法林常用量有导致老年人出血的危险是因为

65. 普萘洛尔造成老年人肝性脑病的原因是

A. 免疫抑制药　　　　B. 异烟肼　　　　　C. 烟酸

D. 丹曲林　　　　　　E. 红霉素

66. 导致肝病患者肝肉芽肿浸润

67. 易使肝病患者肝纤维化和肝硬化

68. 容易引起肝病患者代谢性肝损伤

69. 可导致肝病患者活动性慢性肝炎

A. 精神刺激剂　　　　B. 利尿药　　　　　C. 合成类固醇

D. 肽激素　　　　　　E. 麻醉镇痛药

下列药物属于兴奋剂中的哪一类

70. 呋塞米

71. 芬太尼

72. 甲睾酮

73. 人生长激素

74. 麻黄素

A. 硬化性胆管炎　　　　　　　B. 布卡综合征

C. 肝磷脂和酒精肝炎样　　　　D. 静脉栓塞性疾病

E. 慢性胆汁淤积

75. 氟尿嘧啶可导致肝病患者

76. 半胱氨酸可导致肝病患者

77. 胺碘酮可导致肝病患者

78. 达卡巴嗪可导致肝病患者

79. 氯丙嗪可导致肝病患者

A. A级　　　　　　B. B级　　　　　　C. C级

D. D级　　　　　　E. E级

根据美国FDA颁布的药物对妊娠的危险性等级分级的标准以下属于哪一级

80. 在有对照组的研究中,在妊娠3个月的妇女未见到对胎儿危害的迹象(并且也没有对

其后 6 个月的危害性证明),可能对胎儿的影响甚微

81. 在动物繁殖性研究中表现有副作用,这些不良反应为在妊娠 3 个月得到证实(并且也没有对其后 6 个月的危害性证明)

82. 对胎儿有危害性证据,孕妇用药有好处

83. 在动物的药就证明它有对胎儿的不良反应,但并未在对照组的妇女进行研究,或没有在妇女和动物并行的进行研究

A. 氨基糖苷类抗生素　　B. 氯喹　　　　　　　C. 氮芥类
D. 噻嗪类利尿药　　　　E. 妊娠期维生素 A 缺乏

84. 可导致胎儿永久性耳聋及肾脏损害

85. 可导致新生儿白内障

86. 可导致视神经损害

(三) X 型题(多项选择题)

1. 儿童禁用的药物有
A. 四环素　　　　　　B. 地西泮　　　　　　C. 氯霉素
D. 吲哚美辛　　　　　E. 呋喃妥因

2. 下列关于小儿用药说法正确的是
A. 儿童对于一般药物的排泄比较快
B. 儿童对水及电解质的代谢功能较好
C. 婴幼儿静脉给药要注意不断变换注射部位
D. 新生儿不适宜皮下注射
E. 较大的婴幼儿可用肌内注射

3. 婴幼儿期用药特点叙述正确的是
A. 口服给药以糖浆剂为宜
B. 维生素 AD 滴剂是给哭闹时婴儿喂服的最好剂型
C. 婴幼儿注射给药时常用静注和滴注
D. 氨茶碱婴幼儿常用药
E. 婴幼儿神经系统已经成熟

4. 新生儿服用下列哪种药物易引起核黄疸
A. 水杨酸盐　　　　　B. 磺胺药　　　　　　C. 毛花苷 C
D. 吲哚美辛　　　　　E. 维生素 K

5. 新生儿一般不采用的用药方式是
A. 局部用药　　　　　B. 口服用药　　　　　C. 皮下注射
D. 静脉注射给药　　　E. 肌内注射

6. 老年人依从性差的原因叙述正确的
A. 缺乏护理人员的监督　　B. 患者行动不方便
C. 老年人理解记忆力差　　D. 视力不佳、听力减退
E. 同时应用多种药物

7. 老年人药物清除率下降,为了避免药物在体内蓄积中毒可采取的措施是
A. 减少每次给药剂量　　　　B. 增大每次给药剂量

C. 缩短给药时间 D. 延长给药时间
E. 减少剂量同时延长给药时间

8. 老年人对抗凝血药敏感性增高的原因可能是
A. 水电解质平衡被破坏 B. 肝脏合成凝血因子的能力下降
C. 饮食中维生素 K 含量不足 D. 维生素 K 的胃肠道吸收障碍
E. 血管的病理性变化

9. 关于老年人患病特点下列说法正确的是
A. 起病隐袭,症状多变 B. 病情难控,恶化迅速
C. 多种疾病,集于一身 D. 意识障碍,诊断困难
E. 此起彼伏,并发症多

10. 下列药物合用可加重老年人耳毒性反应的是
A. 呋塞米和庆大霉素 B. 普萘洛尔和硝酸甘油
C. 利舍平和美西律 D. 苯海拉明和地高辛
E. 氢氯噻嗪和卡那霉素

11. 老年人用药叙述有误的是
A. 一般尽量少用药 B. 链霉素和庆大霉素是老年人常用药
C. 糖尿病人利尿时常用噻嗪类 D. 一般合用药物为 5～6 种
E. 合理选择药物

12. 提高老年人依从性的措施叙述正确的是
A. 治疗方案尽量简化 B. 利尿药应在晚上一次使用
C. 剂型以片剂为宜 D. 药瓶要便于打开
E. 药物名称与用法要写清

13. 以主动吸收的药物是
A. 铁剂 B. 钙剂 C. 维生素 B_{12}
D. 维生素 B_6 E. 维生素 C

14. 下列药物容易损害肾脏,而出汗过多又易造成老年人虚脱的是
A. 吲哚美辛 B. 维生素 D C. 利舍平
D. 保泰松 E. 安乃近

15. 妊娠期妇女可使用的药物有
A. 反应停 B. 叶酸 C. 维生素 E
D. 维生素 B_1 E. 扑米酮

16. 妊娠妇女和哺乳期妇女都应禁用的药物有
A. 醋甲唑胺 B. 链霉素 C. 氯霉素
D. 左旋多巴 E. 叶酸

17. 妊娠妇女服用何种药物会影响胎儿甲状腺功能,导致死胎
A. 维生素 A B. 丙硫氧嘧啶 C. 甲巯咪唑
D. 氯霉素 E. 碘剂

18. 哺乳期妇女用药叙述正确的是
A. 可用可不用的药物尽量不用 B. 避免联合用药

C. 用药时间不要过长　　　　　　D. 临床疗效不明确的尽量不要使用
E. 避免使用在乳汁中排泄量大的药物
19. 药物在乳汁中的排泄受哪些因素影响
　A. 药物的分子量　　　　　　　B. 药物的崩解时间
　C. 药物的溶出度　　　　　　　D. 药物的酸碱度
　E. 药物在水中和脂肪中的溶解度
20. 可引起驾驶员多尿多汗的药物是
　A. 阿米洛利　　　　B. 吲达帕胺　　　　C. 布洛芬
　D. 硝酸甘油　　　　E. 哌唑嗪
21. 可引起驾驶员嗜睡的药物是
　A. 奥美拉唑　　　　B. 兰索拉唑　　　　C. 卡马西平
　D. 苯噻啶　　　　　E. 利舍平
22. 肝功能不全患者用药原则叙述正确的是
　A. 肝功能不全而肾功能正常的病人可选用对肝毒性小,并且从肾脏排泄的药物
　B. 定期检查肝功能,及时调整治疗方案
　C. 初始用药可适当剂量大一点
　D. 避免肝毒型的药物合用　　　　　　E. 明确诊断
23. 可使驾驶员定向力障碍的药物有
　A. 法莫替丁　　　　B. 奥美拉唑　　　　C. 雷尼替丁
　D. 哌替啶　　　　　E. 苯妥英钠
24. 运动员禁用的药物有
　A. 麻黄素　　　　　B. 可卡因　　　　　C. 生长激素
　D. 普萘洛尔　　　　E. 呋塞米
25. 肝功能不全药代动力学特点叙述正确的是
　A. 血中游离型药物减少　　　　B. 血中游离型药物增多
　C. 药物排泄减慢　　　　　　　D. 药物分布容积减少
　E. 药物生物转化加快
26. 肝功能不全患者用药原则叙述正确的是
　A. 及时调整治疗方案　　B. 明确诊断　　　C. 初始剂量宜小剂量
　D. 注意药物相互作用　　E. 避免肝毒性药物合用
27. 肝纤维化和肝硬化患者慎用的药物是
　A. 对氨基水杨酸　　　B. 甲氨蝶呤　　　　C. 烟酸
　D. 环乙哌啶　　　　　E. 维生素 A
28. 慢性胆汁淤积慎用的药物有
　A. 氯丙嗪　　　　　B. 红霉素　　　　　C. 噻苯达唑
　D. 四环素　　　　　E. 水杨酸类
29. 活动性慢性肝炎慎用的药物有
　A. 糖皮质激素　　　B. 甲基多巴　　　　C. 呋喃妥因
　D. 异烟肼　　　　　E. 对乙酰氨基酚

30. 肾功能损害时药物在体内蓄积加强,甚至产生毒性作用机制是
   A. 肾小球滤过减少   B. 肾小管分泌减少
   C. 肾小管重吸收减少   D. 肾小管重吸收增加   E. 肾血流量减少
31. 肾功能损坏改变药物与血浆蛋白的结合率作用机制是
   A. 血浆蛋白含量下降   B. 酸性代谢物蓄积   C. 血浆蛋白结构改变
   D. 血浆蛋白构型改变   E. 药物与蛋白结合点减少
32. 肾功能不全患者用药原则是
   A. 合理选药   B. 避免使用肾毒性大的药物   C. 注意药物相互作用
   D. 明确诊断   E. 适时调整给药剂量、给药时间
33. 急性肾小球肾炎慎用的药物为
   A. 磺胺类   B. 利福平   C. 青霉胺
   D. 依那普利   E. 糖皮质激素
34. 尿失禁慎用的药物为
   A. 四环素   B. 氟哌啶醇   C. 氯丙嗪
   D. 甲基多巴   E. 哌唑嗪
35. 肾前尿毒症慎用的药物有
   A. 利福平   B. 甘露醇   C. 锂盐
   D. 强利尿药   E. 四环素类
36. 血液透析的适应证有
   A. 急性肾衰竭   B. 严重休克   C. 慢性肾衰竭
   D. 高钙血症   E. 恶性肿瘤晚期
37. 腹膜透析适应证有
   A. 急性肾衰竭   B. 慢性肾衰竭   C. 急性中毒
   D. 肝性脑病   E. 器质性心脏病
38. 尿潴留患者慎用的药物包括
   A. 吗啡   B. 哌替啶   C. 吲哚美辛
   D. 阿托品   E. 硝酸甘油

四、答案

历年考题

(一) A 型题

1. A 2. D 3. B 4. B 5. C 6. A 7. E 8. D 9. B

(二) X 型题

1. BE   2. ACE   3. ABCD

强化模拟题

(一) A 型题

1. D 2. E 3. C 4. B 5. E 6. E 7. D 8. A 9. E 10. A 11. E 12. E 13. D

第七章 特殊人群的用药指导

14. A 15. D 16. C 17. E 18. C 19. C 20. C 21. D 22. E 23. D 24. E 25. B
26. D 27. B 28. D 29. C 30. D 31. C 32. E 33. D 34. A

(二)B 型题

1. A 2. C 3. B 4. D 5. A 6. B 7. D 8. C 9. E 10. B 11. E 12. C 13. B
14. A 15. D 16. D 17. A 18. E 19. B 20. E 21. A 22. D 23. C 24. B 25. E
26. B 27. C 28. A 29. D 30. E 31. C 32. B 33. A 34. D 35. A 36. C 37. B
38. E 39. D 40. A 41. B 42. E 43. C 44. D 45. E 46. A 47. D 48. B 49. C
50. E 51. C 52. B 53. A 54. C 55. A 56. E 57. B 58. E 59. B 60. C 61. A
62. D 63. D 64. A 65. B 66. B 67. C 68. A 69. B 70. B 71. E 72. C 73. D
74. A 75. A 76. D 77. C 78. B 79. E 80. A 81. B 82. D 83. C 84. A 85. E
86. B

(三)X 型题

1. ABCDE 2. ACDE 3. AC 4. ABCDE 5. CE 6. ABCDE 7. ADE 8. BCDE
9. ABCDE 10. AE 11. BCD 12. ADE 13. ABCDE 14. ADE 15. BCD 16. ABCD
17. BCE 18. ABCDE 19. ADE 20. ABE 21. ABD 22. ABDE 23. ACD 24. ABCDE
25. BC 26. ABCDE 27. BCE 28. ABC 29. BCDE 30. ABDE 31. ABCDE 32. ABCDE
33. BCD 34. BCDE 35. CDE 36. ACD 37. ABCDE 38. ABCDE

第八章 临床常见中毒物质与解救

一、考试大纲

(一)中毒解救原则

1. 中毒的一般处理
(1)清除未吸收毒物的方法
(2)加速毒物排泄的方法
(3)中毒后药物的拮抗
2. 特殊解毒剂 临床常用的特殊解毒剂种类及适应证

(二)常见物质中毒表现与解救

1. 镇静催眠药 巴比妥类、苯二氮䓬类药物的中毒症状与解救
2. 三环类抗抑郁药 阿米替林、氯米帕明的中毒症状与解救
3. 抗癫痫药 苯妥英钠、卡马西平、丙戊酸钠的中毒浓度和解救
4. 杀虫农药
(1)中毒症状与解救
(2)解救有机磷中毒应用阿托品、胆碱酯酶复活剂的注意事项
5. 灭鼠药 中毒症状与解救
6. 其他物质 麦角胺、异烟肼及瘦肉精、亚硝酸盐中毒症状与解救

二、应试指南

(一)中毒解救原则

1. 中毒的一般处理

(1)清除未吸收的毒物的方法:①吸入性中毒。应尽快使患者脱离中毒环境,呼吸新鲜空气,必要时给予氧气吸入、进行人工呼吸。②经皮肤和黏膜吸收中毒。应除去污染的衣物,清除皮肤黏膜上的毒物,清洗被污染的皮肤与黏膜,皮肤接触腐蚀性毒物者,冲洗时间要求达15~30分钟。对由伤口进入或其他原因进入局部的药物中毒,要用止血带结扎,尽量减少毒物吸收。眼内污染时,立即用清水冲洗至少 5 分钟,并滴入相应的中和剂,对固体的腐蚀性毒物颗粒,要用器械的方法取出结膜和角膜异物。③经消化道吸收中毒。对神志清醒的患者,只要胃内尚有毒物,均应采取催吐、洗胃的方法以清除胃内毒物。清醒者可饮水 500~600ml,刺激咽弓和咽后壁使之呕吐。注意事项。对水溶性药物中毒,洗胃比较适用。对清醒者应灌注洗胃液 200~400ml 后,用压舌板刺激咽部,促使呕吐,并反复进行,直到呕吐出清水而无特殊气味为止。也可采用胃管插入进行洗胃,对急性中毒患者尽量将胃内容物抽出后再进行洗胃,应多次反复冲洗,直到洗出液与注入的液体一样清澈为止。

(2)加速毒物排泄的方法:①导泻。一般用硫酸钠或硫酸镁 15~30g 溶解于 200ml 水中内

第八章 临床常见中毒物质与解救

服导泻,以硫酸钠较为常见。②洗肠。一般用1%微温盐水,1%肥皂水或清水,或将药用炭加于洗肠液中,以加速毒物吸收后排出。③利尿。大多数毒物进入机体后由肾脏排泄,因此强化利尿是加速毒物排泄的重要措施之一,常给予静注呋塞米20～40mg,也可选用其他利尿药。④血液净化。血液净化的方法主要有血液透析,腹膜透析,血液灌注,血液滤过,血浆置换等。

(3)中毒后药物的拮抗:①物理性拮抗。药用炭等可吸附中毒物质,蛋白、牛乳可沉淀重金属,并对黏膜气保护润滑作用。②化学性拮抗。如弱酸中和强碱,弱碱中和强酸,二硫丙醇夺取已与组织中酶系统结合的金属物等。③生理性拮抗。生理拮抗剂能拮抗中毒毒物对机体生理功能的扰乱作用,例如,阿托品拮抗有机磷中毒,毛果芸香碱拮抗颠茄碱类中毒。

2. 临床常用的特殊解毒剂种类及适应证
(1)二硫丙醇:用于砷、汞、金、铋及酒石酸中毒。
(2)二硫丁二钠:用于解救铅、汞、砷的中毒,病预防镉、钴、镍的中毒。
(3)依地酸钙钠:用于铅、锰、铜、镉等中毒,尤以铅中毒疗效好。
(4)青霉胺:用于铜、汞、铅的中毒,治疗肝豆状核变性病。
(5)亚甲蓝:用于氰化物中毒,小剂量可治疗高铁血红蛋白血症。
(6)硫代硫酸钠:主要用于氰化物中毒,也用于砷、汞、铅中毒。

(二)常见中毒与解救药物

1. 镇静催眠药物的中毒症状与解救　如巴比妥类、苯二氮䓬类、醛类。

(1)巴比妥类的中毒症状包括中枢神经系统症状,呼吸系统症状,循环系统症状,消化系统症状,皮肤症状。中毒的解救:急性中毒可以人工呼吸给养等支持;其他的包括洗胃,洗肠,应用利尿药,碱化尿液,酌用中枢兴奋剂。

(2)苯二氮䓬类的中毒症状可有口干、嗜睡、眩晕、运动失调、精神异常、尿闭、便秘、乏力、头痛、反应迟钝等;偶可发生过敏性皮疹、白细胞减少症和中毒性肝炎;严重中毒时,可出现昏迷、血压降低、呼吸抑制、心动缓慢和晕厥。中毒解救:误服大量此类药物应立即催吐、洗胃、硫酸钠导泻,以排除药物;输液,保持体液平衡并促进药物从肾脏排出,及其他一些解救措施等。

(3)醛类的中毒症状,大剂量时可发生胃肠道刺激症状;急性中毒症状与巴比妥类相似(昏迷、呼吸抑制、血压下降等)致死原因多为中枢衰竭和呼吸麻痹。慢性中毒时可发生各种皮疹(红斑状荨麻疹或紫癜样皮疹)、结膜炎、流泪、眼睑水肿、畏光、视力障碍等;也可出现肝、肾损害症状:可有肝脏肿大、黄疸、肝功能变化、尿少、蛋白尿、血尿等。急性中毒时,可用温茶水或1:2 000高锰酸钾溶液洗胃;有直肠给药发生中毒时,应立即洗肠;硫酸钠导泻;静脉滴注10%葡萄糖注射液促进排泄,血压下降可静脉滴注去甲肾上腺素;静脉注射毒毛花苷K 0.25mg,可以解除水合氯醛对心脏的抑制;禁用肾上腺素。保肝治疗可用葡萄糖、维生素C、葡醛内酯等,神志清醒后用高糖、高蛋白饮食;对症治疗,包括保温、给氧,治疗心力衰竭、呼吸衰竭和休克等。

2. 三环类抗抑郁药物的中毒症状与解救　阿米替林、氯米帕明。中毒症状包括兴奋症状,变现为激惹、躁动、幻觉及错乱状态;抑制症状,表现为嗜睡、昏迷及休克等,躯体症状有瞳孔散大、心率加快、血压升高或降低、尿滞留或失禁、肠麻痹、体温升高、肌肉强直、颤动、反射亢进、癫痫发作等;心脏毒性,心电图显示心房扑动、心房颤动、室性心动过速、心室颤动、多源性期外收缩、QRS间期增宽、ST-T改变及房室传导阻滞等;临床可见心律失常、心搏骤停而死亡者。中毒解救包括催吐、洗胃及导泻；解毒剂；对症治疗等。

3. 抗癫痫药物的中毒浓度和解救　如苯妥英钠、卡马西平、丙戊酸钠。对清醒患者，可刺激咽部，促使呕吐，然后选用氯化钠或1%～4%鞣酸溶液洗胃；用硫酸镁导泻，静脉滴注10%葡萄糖注射液。严重中毒者，应用烯丙吗啡减轻呼吸抑制，先静脉注射5～10mg，10～15min后可重复注射，总量不超过40mg。如有心动过缓及传导阻滞可用阿托品治疗，血压下降应用升压药。如有造血系统障碍现象，可选用重组人粒细胞集落刺激因子、重组人粒细胞巨噬细胞集落刺激因子和肾上腺糖皮质激素等治疗等。

4. 杀虫农药的分类及中毒解救　杀虫农药包括有机磷类，有机氮类，甲脒类，酰胺、脲、胍及苯胺类，有机硫类，有机氯类，拟除虫之酯类，杂环类，复合农药等。

5. 解救有机磷中毒应用阿托品、胆碱酯酶复活剂的注意事项。

6. 灭鼠物中毒　香豆素类和茚满二酮类、有机氟类、硫脲炎等。

7. 其他物质中毒的症状与解救　如麻醉性镇痛药、麻黄碱、麦角胺、异烟肼、瘦肉精、亚硝酸盐。

三、考前模拟

历年考题

（一）A型题（最佳选择题）

1. 碘解磷定对下列哪种有机磷中毒无效
   A. 1605　　　　　B. 1059　　　　　C. 特普
   D. 碘依可酯　　　E. 甲氟磷
2. 下列哪种药不用于苯二氮䓬类药物中毒的解救
   A. 纳洛酮　　　　B. 胞磷胆碱　　　C. 氟马西尼
   D. 醒脑静注射液　E. 亚甲蓝
3. 解救苯巴比妥重度中毒昏迷患者时为加速毒物排泄应首选
   A. 静脉注射维生素C以酸化尿　　　B. 口服维生素C以酸化尿液
   C. 静脉滴注5%碳酸氢钠以碱化尿液　D. 口服碳酸氢钠以碱化尿液
   E. 静脉滴注10%葡萄糖注射剂以促毒物排泄
4. 关于有机磷中毒叙述错误的是关于有机磷中毒叙述错误的是
   A. 经一定的潜伏期方出现相应的临床症状
   B. 表现为毒蕈碱样症状、烟碱样症状、中枢神经系统症状
   C. 按临床中毒症状表现可分为三级：轻度、中度、重度
   D. 轻度中毒血胆碱酯酶活力降至70%～50%，重度中毒会降至30%以下
   E. 应用大剂量硫酸阿托品注射，是为了促进胆碱酯酶复活和乙酰胆碱的分解
5. 苯二氮䓬类镇静催眠药中毒的特异性解救药是
   A. 碳酸氢钠　　　B. 高锰酸钾　　　C. 氟马西尼
   D. 青霉胺　　　　E. 纳洛酮
6. 香豆素类灭鼠药中毒的特效解毒剂是

A. 酚磺乙胺 B. 维生素 K_1 C. 维生素 K_3
D. 维生素 K_4 E. 氨甲环酸
7. 瘦肉精（克仑特罗）中毒的有效解救剂是
A. 氟马西尼 B. 碳酸氢钠 C. 普萘洛尔
D. 亚甲蓝 E. 维生素 B_6

(二)X型题(多项选择题)

1. 治疗铅、汞等中毒时，对青霉胺的用法用量描述正确的有
A. 每日 1g，分 4 次服 B. 每日 2g，分 4 次服 C. 15 日为一疗程
D. 5~7 日为一疗程 E. 停药 2 日后开始第二疗程
2. 对毒鼠强的中毒表现和解救方法描述正确的有
A. 中毒表现为阵挛性惊厥，类似癫痫大发作
B. 轻度中毒表现为头痛、头晕、乏力、意识丧失和抽搐
C. 解救时应将病人置于新鲜空气处清水洗胃
D. 立即使用维生素 K_1 50mg 静脉注射
E. 立即肌内注射盐酸吗啡或哌替啶

强化模拟题

(一)A型题(最佳选择题)

1. 关于经皮肤和黏膜吸收中毒，下列解救处理不正确的是
A. 立即除去被污染的衣物，清洗被污染的皮肤与黏膜
B. 皮肤接触腐蚀性毒物者，冲洗时间要求达 15~30 分钟
C. 对由伤口进入的药物中毒，必要时可进行局部引流排毒
D. 使患者饮水 500~600ml，催吐
E. 眼内污染毒物时，立即用清水冲洗至少 5 分钟，并滴入相应的中和剂
2. 硫酸的皮肤化学性灼伤的急救方法是
A. 以 5％氯化钙溶液清洗
B. 立即用清水冲洗，继以 30％~50％乙醇洗涤，再以 5％碳酸氢钠溶液冲洗并湿敷
C. 用大量饱和氢氧化钙溶液冲洗
D. 立即用 5％碳酸氢钠溶液冲洗，再用清水冲洗
E. 用大量清水或肥皂水冲洗
3. 溴的皮肤化学性灼伤的急救方法是
A. 以 5％氯化钙溶液清洗
B. 立即用清水冲洗，继以 30％~50％乙醇洗涤，再以 5％碳酸氢钠溶液冲洗并湿敷
C. 用大量饱和氢氧化钙溶液冲洗
D. 立即用 5％碳酸氢钠溶液冲洗，再用清水冲洗
E. 用大量清水或肥皂水冲洗
4. 硫酸二甲酯的皮肤化学性灼伤的急救方法是
A. 先用植物油清除皮肤上的石灰微粒，再以 2％醋酸溶液洗涤

B. 先用5%碳酸氢钠溶液冲洗,再用清水冲洗
C. 用大量肥皂水冲洗 D. 以5%氯化钙溶液清洗
E. 先用大量清水冲洗,再以5%碳酸氢钠溶液冲洗并湿敷

5. 某些毒物有特效的拮抗剂,因此排毒时,应使用特效拮抗剂,下列属于物理性拮抗的是
   A. 二巯丙醇夺取已与组织中酶系统结合的金属物
   B. 阿托品拮抗有机磷中毒 C. 毛果芸香碱拮抗颠茄碱类中毒
   D. 弱酸中和强碱 E. 蛋白、牛乳沉淀重金属

6. 用于铜、汞、铅中毒的解救,治疗肝豆状核变性病的解毒剂是
   A. 青霉胺 B. 亚甲蓝 C. 二巯丙醇
   D. 二巯丁二钠 E. 双复磷

7. 下列解毒剂不能用于汞中毒的是
   A. 二巯丙醇 B. 二巯丁二钠 C. 亚甲蓝
   D. 硫代硫酸钠 E. 青霉胺

8. 用于氰化物中毒,小剂量可治疗高铁血红蛋白血症的是
   A. 青霉胺 B. 亚甲蓝 C. 二巯丙醇
   D. 二巯丁二钠 E. 双复磷

9. 用于有机磷中毒的解救,且能通过血脑屏障的解毒剂是
   A. 氯磷定 B. 双解磷 C. 纳洛酮
   D. 双复磷 E. 纳络芬

10. 急性阿片类中毒(表现为中枢和呼吸抑制)可选用的解毒剂是
    A. 亚甲蓝 B. 氟马西尼 C. 解磷定
    D. 纳洛酮 E. 谷胱甘肽

11. 下列不属于苯二氮䓬类镇静催眠药中毒症状的是
    A. 口干、眩晕、精神错乱 B. 尿闭、便秘 C. 乏力、头痛
    D. 全身发绀 E. 运动失调、反应迟钝

12. 阿米替林的中毒血浓度是
    A. $0.5\sim1.0\mu g/ml$ B. $0.5\sim1.5\mu g/ml$ C. $0.4\mu g/ml$
    D. $0.2\mu g/ml$ E. $0.5\sim2.0\mu g/ml$

13. 多塞平的中毒血浓度是
    A. $0.5\sim1.0\mu g/ml$ B. $0.5\sim1.5\mu g/ml$ C. $0.4\mu g/ml$
    D. $0.2\mu g/ml$ E. $0.5\sim2.0\mu g/ml$

14. 苯妥英钠的中毒血浓度是
    A. $>12\mu g/ml$ B. $>20\mu g/ml$ C. $>100\mu g/ml$
    D. $>150\mu g/ml$ E. $>200\mu g/ml$

15. 下列不属于丙戊酸钠中毒症状的是
    A. 恶心、呕吐、厌食 B. 流涎多、眩晕、头痛
    C. 共济失调、眼球震颤 D. 复视、抑郁、心肌梗死
    E. 性欲减退、幻觉、狂躁

16. 卡马西平与下列哪种药物合用时,不会加重其中毒症状

第八章 临床常见中毒物质与解救

A. 酒精　　　　　　B. 巴比妥类药物　　　　C. 三环类抗抑郁药
D. 苯二氮䓬类药物　　E. 马普替林

17. 下列属于有机磷中度中毒表现的是
   A. 神志昏迷、呼吸困难　　B. 惊厥、抽搐
   C. 精神恍惚、言语不清、流涎、肺部有湿啰音
   D. 血压下降、脉搏细速　　E. 口唇发绀、瞳孔极度缩小

18. 胆碱酯酶复活剂对下列哪种农药的中毒疗效较差或无效的是
   A. 内吸磷　　　　　B. 碘依可酯　　　　C. 特普
   D. 苯硫磷　　　　　E. 二嗪磷

19. 下列所列药物中，氨基甲酸酯类中毒的首选药物是
   A. 阿托品　　　　　B. 解磷定　　　　　C. 氯磷定
   D. 吗啡　　　　　　E. 氟马西尼

20. 下列农药中毒有发绀现象的是
   A. 甲草胺　　　　　B. 丁草胺　　　　　C. 敌草隆
   D. 除虫脲　　　　　E. 除草佳

21. 下列关于纱蚕毒素类中毒的解救措施错误的是
   A. 清洗毒物，用2%~3%碳酸氢钠溶液洗胃
   B. 用硫代硫酸钠导泻　　　　C. 可经胃管注入通用解毒剂
   D. 应用阿托品时，要求达到"阿托品化"，然后改为维持量
   E. 巯基类络合物是有效的解毒剂

22. 敌稗、除草佳中毒时，因有发绀现象，可选下列哪种药物作为特效解毒剂
   A. 阿托品　　　　　B. 烟酰胺　　　　　C. 亚甲蓝
   D. 青霉胺　　　　　E. 乙酰胺

23. 关于二硫代氨基甲酸酯类中毒解救方法叙述错误的是
   A. 皮肤污染者用清水冲洗干净，可用4%硼酸溶液湿敷
   B. 口服中毒者，催吐、洗胃、导泻
   C. 及时使用特效解毒剂阿托品
   D. 注意补充营养，给予能量合剂及维生素
   E. 中毒期间禁食油脂类饮食及饮酒

24. 有机氯类中毒表现不正确的是
   A. 对中枢神经系统的作用，可从兴奋转入抑制。严重者继抽搐后常转入昏迷
   B. 对皮肤和黏膜有刺激作用
   C. 导致肝肾功能障碍，呼吸麻痹可致死亡
   D. 心肌损害，表现为心悸、憋气等心律失常
   E. 短期内大量吸入可致肺水肿及呼吸衰竭

25. 敌枯双中毒的特效解毒剂是
   A. 阿托品　　　　　B. 烟酰胺　　　　　C. 维生素K_1
   D. 维生素C　　　　E. 亚甲蓝

26. 关于香豆素类灭鼠药中毒的解救方法下列说法不正确的是

131

A. 口服中毒者,应及早催吐,用碳酸氢钠溶液洗胃、导泻
B. 静滴维生素 K_1 10～30mg,一日 1～3 次
C. 可先静滴维生素 K_1 50mg,然后改为 10～20mg 肌注,一日 1～4 次
D. 严重出血时,每日给维生素 K_1 总量可用至 300mg
E. 应用大剂量维生素 C 可降低血管的通透性,促进止血

27. 关于磷化锌的中毒解救方法,下列叙述错误的是
A. 口服中毒者,立即用 1% 硫酸铜溶液催吐
B. 用 0.5% 硫酸铜溶液或 1∶2000 高锰酸钾溶液洗胃
C. 洗胃后口服硫酸镁 30g 导泻
D. 呼吸困难时给氧,并给氨茶碱
E. 禁用胆碱酯酶复活剂

28. 有机氟类中毒的特殊解毒剂是
A. 青霉胺　　　　　B. 乙酰胺　　　　　C. 亚甲蓝
D. 二硫丙醇　　　　E. 解磷定

29. 毒鼠强的人类最小致死量为
A. 1mg/kg　　　　　B. 2mg/kg　　　　　C. 3mg/kg
D. 4mg/kg　　　　　E. 5mg/kg

30. 磷化铝中毒禁用的药物是
A. 硫酸钠　　　　　B. 氨茶碱　　　　　C. 阿扑吗啡
D. 高锰酸钾溶液　　E. 硫酸铜

31. 麻黄碱的成人最小致死量为
A. 100mg　　　　　B. 200mg　　　　　C. 400mg
D. 600mg　　　　　E. 800mg

32. 麦角和麦角胺急性中毒症状不包括
A. 头痛、恶心、呕吐　　　B. 耳鸣、视神经炎、肌肉抽搐
C. 腹泻、头晕　　　　　　D. 精神混乱、共济失调
E. 体温调节异常、惊厥

33. 关于异烟肼中毒解救的措施,下列叙述错误的是
A. 对大量或近期摄入中毒者可洗胃　　B. 口服药用碳或泻药
C. 给予渗透性利尿剂,促异烟肼排泄　　D. 中毒剂量未知的情况下,给予维生素 B_6 5g
E. 发生惊厥时可应用硫酸阿托品治疗

34. 含亚硝酸盐食物中毒,可静注
A. 20% 甘露醇注射液　　　　　　　B. 1% 亚甲蓝、维生素 C 和葡萄糖注射液
C. 50% 葡萄糖注射液和呋塞米 20mg　D. 0.005～0.01mg/kg 的纳洛酮
E. 维生素 B_6 5g

35. 白果中毒,下列解救方法错误的是
A. 催吐、洗胃、导泻　　　　B. 洗胃后可用硫酸镁或硫酸钠导泻
C. 注射二巯丙磺酸钠　　　　D. 加速毒素排泄,纠正水、电解质紊乱
E. 可注射苯巴比妥

第八章　临床常见中毒物质与解救

36. 血液检查呈紫蓝色,血中高铁血红蛋白量明显高于正常是下列哪类物质中毒的表现
   A. 麻黄碱中毒　　　　　　B. 含亚硝酸盐食物中毒
   C. 麦角胺中毒　　　　　　D. 异烟肼中毒　　　　E. 瘦肉精中毒

37. 关于瘦肉精中毒的表现及解救方法,下列叙述错误的是
   A. 轻度中毒见心慌,面部、眼睑部肌肉震颤
   B. 重度中毒出现恶心、呕吐,四肢骨骼肌震颤
   C. 轻度中毒,应停止饮食,平卧,少饮水
   D. 重度中毒,催吐、洗胃、导泻,监测血钾,适量补钾
   E. 重度中毒,可给予口服或静滴β受体阻断剂

38. 下列不属于卡马西平中毒症状的是
   A. 心律失常　　　　　　　B. 恶心、呕吐、呼吸不规则
   C. 心肌梗死和深度昏迷　　D. 白细胞减少
   E. 无尿或少尿、尿潴留

(二) B型题(配伍选择题)

A. 以5%氯化钙溶液清洗
B. 用水冲洗、再以5%碳酸氢钠溶液洗涤
C. 先用植物油清除皮肤上的毒物,再以2%醋酸溶液洗涤
D. 以棉花蘸二甲苯、松节油清除皮肤上的毒物,然后涂上羊毛脂
E. 立即以5%碳酸氢钠溶液冲洗清后,再用水冲洗,再以氧化镁:甘油(1:2)外涂

1. 硫酸灼伤的急救方法是
2. 氯化锌灼伤的急救方法是
3. 氟化钠灼伤的急救方法是
4. 沥青灼伤的急救方法是
5. 氧化钙灼伤的急救方法是

A. 3%~5%鞣酸溶液　　　　　　　　B. 1:5 000~1:2 000高锰酸钾溶液
C. 1%~2%氯化钠溶液或生理盐水
D. 药用炭2份,鞣酸、氧化镁各1份的混合物5g加温水500ml
E. 3%过氧化氢溶液10ml,加入100ml水中

6. 1605、1059、乐果等中毒时禁用的洗胃液是
7. 对黏膜有刺激作用并易产生气体的洗胃液是
8. 可用浓茶代替,不宜在胃内滞留的洗胃液是
9. 避免使用热溶液以防血管扩张,促进中毒药物吸收的洗胃液是
10. 内服或洗胃,也应用清水洗去,不应留置胃内的洗胃液是

A. 二巯丙醇　　　　B. 二巯丁二钠　　　　C. 依地酸钙钠
D. 青霉胺　　　　　E. 硫代硫酸钠

11. 用于锑、铅、汞等中毒,尤以铅中毒疗效好的解毒剂是
12. 主要用于氰化物中毒,也用于砷、汞、铅中毒的解毒剂是
13. 用于砷、汞、金、铋及酒石酸锑钾中毒的解毒剂是
14. 用于铜、汞、铅中毒,治疗肝豆状核变性病的解毒剂是

15. 用于锑、铅、汞、砷的中毒,并预防镉、钴、镍的中毒的药物是
    A. 氯磷定   B. 亚甲蓝   C. 双复磷
    D. 硫代硫酸钠   E. 青霉胺
16. 解救有机磷中、重度中毒必须合用阿托品注射液的解毒剂是
17. 用于有机磷中毒,其特点是能通过血脑屏障的解毒剂是
18. 用于氰化物中毒,小剂量可治疗高铁血红蛋白血症的解毒剂是
19. 用于铜、汞、铅中毒的解毒,治疗肝豆状核变性病的解毒剂是
20. 主要用于氰化物中毒,也用于砷、汞、铅的解毒剂是
    A. 乙酰胺   B. 亚硝酸钠   C. 谷胱甘肽
    D. 乙酰半胱氨酸   E. 纳洛酮
21. 氰化物中毒可选用的解毒剂是
22. 重金属中毒可选用的解毒剂是
23. 有机氟中毒可选用的解毒剂是
24. 急性乙醇中毒可选用的解毒剂是
25. 乙酰氨基酚中毒可选用的解毒剂是
    A. 乙酰胺   B. 氟马西尼   C. 纳洛酮
    D. 谷胱甘肽   E. 乙酰半胱氨酸
26. 主要用于吗啡、哌替啶急性中毒的解毒剂是
27. 主要用于丙烯腈、氰化物、一氧化碳、重金属等中毒的解毒剂是
28. 用于苯二氮䓬类药物过量或中毒的解毒剂是
29. 用于对乙酰氨基酚过量的解毒剂是
30. 用于有机氟杀虫农药中毒
    A. 10μg/ml   B. 1~30μg/ml   C. 10~30μg/ml
    D. 5μg/ml   E. 40~60μg/ml
31. 苯巴比妥的中毒浓度是
32. 异戊巴比妥的中毒浓度是
33. 司可巴比妥的中毒浓度是
34. 地西泮的中毒浓度是
35. 氯氮平的中毒浓度是
    A. 氟马西尼   B. 酒精   C. 葡萄糖、维生素、葡醛内酯
    D. 溴化物   E. 胺碘酮
36. 水合氯醛中毒后,用于保肝治疗的药物是
37. 地西泮中毒的特异治疗药物的是
38. 与阿普唑仑混合中毒可引起死亡的药物是
    A. 0.4μg/ml   B. 0.5~1.5μg/ml   C. 0.5~2.0μg/ml
    D. >2μg/ml   E. >10μg/ml
39. 阿米替林的中毒浓度是
40. 多塞平的中毒浓度是
41. 丙米嗪的中毒浓度是

A. >12μg/ml　　　B. >20μg/ml　　　C. 50～80μg/ml
D. >150μg/ml　　E. >200μg/ml

42. 卡马西平的中毒浓度是
43. 苯妥英钠的中毒浓度是
44. 乙琥胺的中毒浓度是
45. 扑米酮的中毒浓度是
46. 丙戊酸钠的中毒浓度是

A. 黄疸　　　　　　B. 神经紊乱　　　　C. 发绀
D. 眼球震颤、复视、共济失调　　　E. 严重的昏睡以至昏迷

47. 当苯妥英钠血药浓度达20～40μg/ml时主要表现为
48. 当苯妥英钠血药浓度高于40μg/ml时可导致
49. 当苯妥英钠血药浓度超过50μg/ml时可发生

A. 内吸磷　　　　　B. 磷胺　　　　　　C. 硫磷
D. 敌敌畏　　　　　E. 敌百虫

50. 中毒后,忌用1:5 000的高锰酸钾溶液洗胃的农药是
51. 中毒后,忌用20%碳酸氢钠洗胃的农药是

A. 恶心、呕吐、腹痛、腹泻、多汗、流涎、呼吸困难、发绀
B. 腰痛、尿急、尿痛、尿频
C. 眩晕、头痛、倦乏无力、发热、失眠、言语不清、惊厥
D. 肌肉震颤、抽搐、肌无力、血压升高、心跳加速
E. 大小便失禁、皮肤湿冷、肺底有湿啰音

52. 有机磷中毒后,毒蕈碱样症状表现为
53. 有机磷中毒后,烟碱样症状表现为
54. 有机磷中毒后,中枢神经系统症状表现为

A. 毒蕈碱样症状、烟碱样症状、中枢神经系统症状
B. 神经系统和消化系统症状
C. 嗜睡、发绀、出血性膀胱炎三大症候群
D. 恶心、呕吐、食欲缺乏及精神不振等
E. 中枢神经系统障碍和心血管系统障碍

55. 有机磷农药中毒主要表现为
56. 有机氟中毒主要表现为
57. 甲脒类中毒主要表现为
58. 拟除虫菊酯类中毒主要表现为
59. 香豆素类中毒主要表现为

A. 拟除虫菊酯类　　B. 有机氯类　　　　C. 氨基甲酸酯类
D. 杀虫脒　　　　　E. 丁草胺

60. 严重中毒后,伴全身发绀者,立即给予亚甲蓝注射液的农药是
61. 中毒后,可口服10%硫酸亚铁溶液,加速毒物分解,但不能使用肾上腺素的农药是
62. 中毒后,禁用亚甲蓝作解毒剂的农药是

63. 中毒后为防治皮肤刺激反应，用2%维生素E油剂涂擦，宜及早使用的是
64. 中毒后，禁用肟类复活剂抢救的农药是

A. 烟酰胺　　　　　　　B. 阿托品　　　　　　　C. 亚甲蓝
D. 解磷定　　　　　　　E. 乙酰胺

65. 敌稗中毒的特效解毒剂是
66. 氨基甲酸酯类中毒的首选药物是
67. 除草佳中毒的特效解毒剂是
68. 敌枯双中毒的特效解毒剂是

A. 钙剂　　　　　　　　B. 胆碱酯酶复活剂
C. 脂肪类和碱类食物　　D. 1%～2%氯化钠溶液洗胃
E. 碳酸氢钠溶液洗胃

69. 香豆素中毒，禁用
70. 硫脲中毒，忌用
71. 有机氟中毒，有心脏损害者禁用
72. 磷化铝中毒，禁用

A. 香豆素类　　　　　　B. 硫脲类　　　　　　　C. 有机氟类
D. 磷化锌　　　　　　　E. 毒鼠强

73. 中毒后，可应用半胱胺酸降低其毒性的灭鼠药是
74. 中毒后，可肌注特殊解毒剂乙酰胺解毒的灭鼠药是
75. 中毒后，呼吸困难时给氧，并可给予氨茶碱解毒，但禁用胆碱酯酶复活剂的灭鼠药是
76. 中毒后，可静脉滴注维生素K₁解毒的灭鼠药是

A. 葡萄糖氯化钠注射液　　　B. 肌内注射硫酸阿托品或氯丙嗪
C. 静注1%亚甲蓝、维生素　　C. 葡萄糖注射液
D. 地西泮或苯巴比妥治疗
E. 麻黄碱；二甲弗磷；纳络酮

77. 麦角中毒，如恶心、呕吐、肠痉挛可给予
78. 异烟肼中毒，发生惊厥时可给予
79. 对酒精中毒的昏迷患者可给予
80. 含亚硝酸盐食物中毒，可给予

（三）X型题（多项选择题）

1. 经消化道吸收中毒患者，采用催吐处置时应注意
   A. 对昏迷状态的患者禁止催吐
   B. 中毒引起抽搐、惊厥未被控制之前不宜催吐
   C. 呕吐时，患者头部应放低或转向一侧
   D. 孕妇慎用
   E. 患有食管静脉曲张、主动脉瘤、严重心脏病等患者不宜催吐

2. 对中毒患者采用导泻处置时，下列叙述不正确的是
   A. 因对身体损害大，轻度中毒不采用导泻法
   B. 毒物引起的严重腹泻，不能用导泻法

第八章 临床常见中毒物质与解救

C. 三环类抗抑郁药中毒,避免使用硫酸钠导泻
D. 腐蚀性中毒或极度衰弱者禁用导泻法
E. 镇静药与催眠药中毒,避免使用硫酸镁导泻

3. 中毒后,血液净化的方法主要有
   A. 血液透析法　　　　B. 腹膜透析法　　　　C. 血液灌注
   D. 血液滤过　　　　　E. 血浆置换

4. 可用于有机磷中毒的特殊解毒剂是
   A. 解磷定　　　　　　B. 解氟灵　　　　　　C. 氯磷定
   D. 双复磷　　　　　　E. 双解磷

5. 可用于氰化物中毒的特殊解毒剂有
   A. 二巯丙醇　　　　　B. 美蓝　　　　　　　C. 硫代硫酸钠
   D. 纳洛酮　　　　　　E. 亚硝酸钠

6. 依地酸钙钠的适应证包括
   A. 用于铅中毒的解救　　　　　　　B. 用于铜中毒的解救
   C. 用于锰中毒的解救　　　　　　　D. 用于汞中毒的解救
   E. 用于镭中毒的解救

7. 青霉胺的适应证包括
   A. 用于铅中毒的解救　　　　　　　B. 用于铜中毒的解救
   C. 用于氰化物中毒的解救　　　　　D. 用于汞中毒的解救
   E. 治疗肝豆状核变性病

8. 谷胱甘肽主要用于下列哪些物质中毒
   A. 氟化物　　　　　　B. 重金属　　　　　　C. 一氧化碳
   D. 阿片类　　　　　　E. 丙烯腈

9. 纳络芬主要用于
   A. 酒精急性中毒的解救　　　　　　B. 吗啡急性中毒的解救
   C. 有机磷急性中毒的解救　　　　　D. 哌替啶急性中毒的解救
   E. 氰化物中毒的解救

10. 巴比妥类镇静催眠药中毒症状表现为
    A. 中枢神经系统症状　　　　　　　B. 呼吸系统症状
    C. 循环系统症状　　　　　　　　　D. 消化系统症状
    E. 皮肤症状

11. 下列关于巴比妥类镇静催眠药的中毒解救方法,叙述不正确的是
    A. 服药5～6小时内的中毒患者均应立即洗胃
    B. 用20%甘露醇注射液静脉注射,加速毒物排泄
    C. 用10%碳酸氢钠液静注,以碱化尿液,加速排泄
    D. 特异性治疗药物为氟马西尼
    E. 可酌用中枢兴奋剂

12. 阿普唑仑与下列哪些药物混合中毒时可引起死亡
    A. 苯巴比妥　　　　　B. 地西泮　　　　　　C. 异戊巴比妥

· 137 ·

D. 酒精　　　　　　　　E. 三唑仑

13. 下列关于巴比妥类镇静催眠药中毒症状说法正确的是
   A. 轻度中毒时,有头胀、眩晕、头痛等症状
   B. 重度中毒患者可发生狂躁、幻觉、瞳孔放大等症状
   C. 大剂量时可发生胃肠道刺激症状
   D. 重度中毒可发生中毒性肝炎
   E. 对此类药物有过敏反应者,可出现各种形态的皮疹

14. 三环类抗抑郁药中毒的表现包括
   A. 兴奋症状,表现为激惹、躁动、幻觉及错乱状态
   B. 皮肤症状,表现为各种皮疹
   C. 抑制症状,表现为嗜睡、昏迷及休克等
   D. 躯体症状,表现为瞳孔散大、心跳加快、血压升高和尿潴留
   E. 心脏毒性,心电图显示为心房颤动、心房扑动、多源性期外收缩、QRS间期增宽等

15. 关于三环类抗抑郁药中毒的解救,下列叙述正确的是
   A. 体温升高、心动过速的患者可用乙酰胆碱酯酶抑制药
   B. 立即应用特异性治疗药物氟马西尼
   C. 出现心力衰竭,可静注毒毛花苷 K
   D. 出现心力衰竭,可静注毛花苷 C
   E. 发生心律失常时,可静滴普鲁卡因胺

16. 苯妥英钠急性中毒的表现为
   A. 神经障碍　　　　　B. 眼球震颤　　　　　C. 复视
   D. 共济失调　　　　　E. 昏迷状态

17. 关于苯妥英钠的中毒症状下列叙述正确的是
   A. 轻度中毒表现为眩晕、头痛、全身乏力、失眠、手颤
   B. 当血药浓度达 20～40μg/ml 时,表现为眼球震颤、共济失调、复视
   C. 当血药浓度达 40μg/ml 以上时,可至神经紊乱
   D. 当血药浓度达 60μg/ml 以上时,可发生严重的昏睡以至昏迷状态
   E. 慢性中毒可致小脑萎缩,神经障碍

18. 卡马西平与下列哪些药物合用时,会加重中毒症状
   A. 酒精　　　　　　　B. 扑米酮　　　　　　C. 马普替林
   D. 阿米替林　　　　　E. 苯巴比妥

19. 卡马西平中毒解救的方法正确的是
   A. 催吐、洗胃,使用药用炭吸附以减少药物的吸收
   B. 应用利尿药促进排泄　　　　C. 一般也可采用透析治疗
   D. 保持呼吸通畅,必要时行气管插管　　E. 可以使用地西泮能减轻呼吸抑制

20. 有机磷农药中毒的症状分为
   A. 消化系统症状　　　　B. 中枢神经系统症状
   C. 皮肤症状　　　　　　D. 烟碱样症状　　　　E. 毒蕈碱样症状

21. 有机磷中毒的解救方法,下列叙述正确的是

A. 用肥皂水或1%～5%碳酸氢钠溶液反复清洗被污染的皮肤和头皮
B. 敌百虫中毒者忌用20%碳酸氢钠洗胃
C. 硫磷中毒者忌用1∶5 000高锰酸钾溶液洗胃
D. 用硫酸镁导泻
E. 应用阿托品1～2mg,每15～20分钟1次,直到青紫消失,继续用药到病情稳定,然后用维持量

22. 有机磷中毒后,应用阿托品的注意事项下列叙述不正确的是
A. 轻度中毒者,可单用阿托品,中重度中毒者,必须与解磷定等胆碱酯酶复活剂同时应用
B. 有机磷中毒后应用阿托品,是因为它能破坏磷酸酯类物质
C. 阿托品对拮抗烟碱样作用,能制止肌肉纤维震颤及抽搐
D. 阿托品与胆碱酯酶复活剂合用时,阿托品剂量应适当减少
E. 阿托品应用原则是病情缓解或达到"阿托品化"后改为维持量

23. 有机磷中毒的潜伏期为
A. 经消化道中毒者,一般潜伏期为1～2小时
B. 经消化道中毒者,空腹时潜伏期要比一般潜伏期短
C. 经消化道中毒者,空腹时潜伏期要比一般潜伏期长
D. 呼吸道吸入者潜伏期是1～2小时
E. 皮肤接触者潜伏期是8～12小时

24. 有机磷中毒后,应用胆碱酯酶复活剂的注意事项是
A. 切勿两种或三种复活剂同时应用,以免其毒性增加
B. 对二嗪磷、对硫磷等效果不明显。此情况应以阿托品治疗为主
C. 复活剂用量过大、注射过快或未经稀释直接注射,可引起中毒
D. 中毒超过三日或慢性中毒患者,使用复活剂无效
E. 对解除烟碱样作用不明显,须合用阿托品

25. 氨基甲酸酯中毒后主要表现为
A. 皮肤黏膜刺激症状　　B. 中枢神经系统症状
C. 消化系统症状　　　　D. 烟碱样症状
E. 毒蕈碱样症状

26. 氨基甲酸酯类与有机磷农药中毒的区别是
A. 前者阿托品用量小,后者用量大
B. 前者病程长,后者病程短
C. 前者用肟类解毒剂无效,后者有效
D. 前者呕吐物及洗胃液无蒜臭味;后者有蒜臭味
E. 前者以其磷酰基与胆碱酯酶结合,时间长;后者以整个分子与胆碱酯结合,时间短

27. 杀虫脒中毒的表现为
A. 神经系统症状表现为头痛、头晕、乏力等,以嗜睡突出
B. 发绀现象多不明显,明显时伴有肺水肿
C. 中毒12～48小时内出现腰痛、尿急、尿频、血尿等泌尿道刺激症状
D. 呕吐物及胃液无蒜臭味

E. 中毒后,血胆碱酯酶明显降低

28. 氨基甲酸酯类中毒,禁用药物是
   A. 吗啡　　　　　　　B. 琥珀胆碱　　　　　　C. 新斯的明
   D. 毒扁豆碱　　　　　E. 吩噻嗪类药物

29. 关于杀虫脒和有机磷农药中毒的鉴别要点,下列叙述正确的是
   A. 前者有明显的发绀现象,后者多不明显,明显时伴有肺水肿
   B. 前者常有膀胱刺激征,后者则没有
   C. 前者血胆碱酯酶测定正常,后者明显降低
   D. 前者亚甲蓝治疗试验有效,后者无效
   E. 前者阿托品治疗试验有效,后者无效

30. 中毒后表现为口唇、皮肤、指甲发绀现象的有
   A. 甲草胺　　　　　　B. 敌稗　　　　　　　　C. 丁草胺
   D. 氟乐灵　　　　　　E. 除草佳

31. 关于有机氯类中毒的解救措施,下列叙述正确的是
   A. 迅速清除患者体内毒物,用清水或肥皂水清洗皮肤
   B. 经消化道中毒者用2%碳酸氢钠溶液洗胃
   C. 洗胃后以油性泻剂导泻
   D. 眼部污染时用2%碳酸氢钠溶液冲洗
   E. 咽喉污染用清水或碳酸氢钠溶液漱口

32. 下列属于拟除虫菊酯类重度中毒表现的是
   A. 频繁性四肢抽搐　　　　　　B. 角弓反张
   C. 意识丧失、对光反射消失　　D. 呼吸快而困难
   E. 发绀、脑水肿

33. 下列关于有机氯类中毒的解救措施,叙述不正确的是
   A. 使用10%硫酸亚铁溶液口服,加速毒物分解
   B. 经消化道中毒者用2%碳酸氢钠溶液洗胃
   C. 洗胃后用油性泻剂导泻
   D. 眼部污染时用2%碳酸氢钠溶液冲洗
   E. 可应用解痉剂、肾上腺素等对症治疗抽搐、呼吸抑制等

34. 百草枯中毒可给予
   A. 大剂量的维生素 B_1　　　　B. 大剂量的维生素 B_2
   C. 糖皮质激素　　　　　　　　D. 大剂量的维生素 C
   E. 维生素 E

35. 复合农药中毒的解救应注意
   A. 有机磷与其他农药混合中毒后,应用阿托品的剂量变大
   B. 有机磷与氨基甲酸酯类混合中毒禁用解磷定等肟类化合物
   C. 有机磷与拟除虫菊酯类混合中毒,按有机磷中毒处理
   D. 同一种类不同品种农药的混合中毒,抢救措施与该类农药中毒相同
   E. 有机磷与有机氮类农药混合中毒,有发绀现象等,除按有机磷中毒处理外,还应同时应

用亚甲蓝及维生素 C 等还原剂

36. 关于香豆素类中毒的解救措施,下列叙述不正确的是

A. 口服中毒者,及早催吐,碳酸氢钠溶液洗胃

B. 静滴维生素 K_1 10～30mg,一日 1～3 次

C. 中毒严重时每日给维生素 K_1 的总量可至 300mg

D. 严重时,可应用维生素 K_3 和维生素 K_4

E. 大剂量维生素 C 可降低血管的通透性,促进止血

37. 硫脲类的中毒解救措施包括

A. 用 1:2 000 的高锰酸钾溶液洗胃　　B. 禁用硫酸镁导泻

C. 忌用脂肪类和碱性食物,限制饮水

D. 静脉滴注特殊解毒剂维生素 K_1

E. 应用半胱氨酸能降低本类灭鼠药的毒性

38. 关于有机氟类中毒的解救措施,下列叙述正确的是

A. 常用 5% 的碳酸氢钠溶液洗胃

B. 口服氢氧化铝凝胶或蛋清保护消化道黏膜

C. 肌内注射特殊解毒剂乙酰胺

D. 如有抽搐、惊厥患者可给予镇静药

E. 有频繁室性早搏或室颤等有心脏损害的患者可给予钙剂

39. 在磷化锌、磷化铝、磷化钙中毒的解救中,禁用或忌用的药物是

A. 禁用阿扑吗啡　　　　　B. 禁用硫酸铜催吐

C. 忌用硫酸镁导泻　　　　D. 禁用油类泻剂

E. 禁用胆碱酯酶复活剂

40. 中毒后,禁用或忌用碳酸氢钠洗胃的是

A. 有机氯类　　　　　B. 有机氮类　　　　　C. 香豆素类

D. 甲脒类　　　　　　E. 有机氟类

41. 异烟肼中毒的解救措施为

A. 口服药用碳或泻药　　　　B. 给予渗透性利尿药

C. 发生惊厥时,给予地西泮或苯巴比妥　　D. 静脉给予维生素 B_6

E. 大量或近期摄入中毒者可洗胃

42. 乙醇中毒下列说法正确的是

A. 眼部充血、面部潮红或苍白

B. 易感情用事,无忧无虑,有时行动天真

C. 兴奋后,患者的动作逐渐笨拙,身体不稳

D. 瞳孔正常,心率加快,血压、体温上升

E. 也会引起慢性胃炎,肝硬化

43. 乙醇中毒的有效措施有

A. 迅速催吐,用 5%碳酸氢钠反复洗胃

B. 严重者静脉注射 50%葡萄糖液 100ml,普通胰岛素 20U,同时肌内注射维生素 B_1,B_6

及烟酸 100mg

C. 过度兴奋者可用吗啡及巴比妥类药物　　D. 对昏迷者可用中枢兴奋剂
E. 有惊厥者可酌用地西泮等
44. 亚硝酸盐食物中毒解救方法正确的是
A. 用 1∶5 000 高锰酸钾洗胃　　B. 导泻
C. 吸氧　　D. 休克者给予抗休克治疗
E. 静脉注射 1‰亚甲蓝、维生素 C 和葡萄糖注射液

四、答案

历年考题

(一) A 型题

1. E　2. E　3. C　4. E　5. C　6. B　7. C

(二) X 型题

1. ADE　2. ABC

强化模拟题

(一) A 型题

1. D　2. D　3. B　4. E　5. E　6. A　7. C　8. B　9. D　10. E　11. D　12. C　13. E
14. B　15. E　16. D　17. C　18. E　19. A　20. E　21. D　22. C　23. C　24. C　25. E
26. A　27. C　28. B　29. E　30. C　31. D　32. B　33. E　34. B　35. C　36. B　37. C　38. C

(二) B 题型

1. E　2. B　3. A　4. D　5. C　6. B　7. E　8. A　9. C　10. D　11. C　12. E　13. A
14. D　15. B　16. A　17. A　18. C　19. B　20. D　21. B　22. C　23. A　24. E　25. D
26. C　27. D　28. E　29. E　30. A　31. E　32. C　33. A　34. B　35. D　36. C　37. A
38. B　39. A　40. C　41. B　42. B　43. B　44. B　45. C　46. E　47. D　48. B　49. E
50. C　51. E　52. A　53. C　54. E　55. C　56. E　57. C　58. D　59. D　60. D　61. D
62. E　63. A　64. C　65. C　66. C　67. C　68. A　69. E　70. C　71. A　72. C　73. B
74. C　75. D　76. A　77. B　78. D　79. E　80. C

(三) X 题型

1. ABCDE　2. AC　3. ABCDE　4. ACDE　5. BCE　6. ABCE　7. ABDE　8. ABCE
9. BD　10. ABCDE　11. CD　12. BDE　13. ABDE　14. ACE　15. ACDE　16. ABCD
17. ABCE　18. ACDE　19. ABD　20. BDE　21. ACDE　22. BC　23. CDE　24. ACE
25. ABDE　26. ACD　27. ACD　28. ABCE　29. ABCD　30. BDE　31. ABDE
32. ABCDE　33. CE　34. ACDE　35. ACDE　36. AD　37. ACE　38. BCD　39. ACDE
40. CE　41. ABCDE　42. ABCE　43. BDE　44. ABCDE

第九章 药品的临床评价

一、考试大纲

(一)药品临床评价的阶段与特点

1. 药品临床评价的两个阶段
(1)药品临床评价的分期
(2)上市前药品临床评价的局限性
(3)上市后药品临床评价的必要性
2. 药品临床评价的特点
(1)药品临床评价的特点
(2)药品临床评价的意义

(二)药物利用研究在药品临床评价中的应用

1. 药物利用研究
(1)药物利用研究的目的
(2)药物利用研究的应用范围
2. 药物利用研究的常用方法
(1)日限定剂量(DDD)
(2)药物利用指数(DUI)
(3)用药频度分析

(三)药物流行病学在药品临床评价中的应用

1. 药物流行病学的作用
2. 药物流行病学的研究范畴

(四)循证医学在药品临床评价中的作用

1. 循证医学
(1)循证医学的核心内容
(2)循证药物信息的主体
2. 循证医学的要素与证据分类
(1)三个要素
(2)证据五级分类
3. 循证医学实践 应用范围

(五)药物经济学方法在药物临床评价中的应用

1. 药物经济学

(1)成本的种类
(2)用药结果的评价
2. 药物经济学的研究方法
(1)药物经济学研究方法的分类
(2)几种研究方法的比较
3. 药物经济学研究的实践　应用范围

二、应试指南

(一)药品临床评价的阶段与特点

1. 药品临床评价的阶段

(1)药品临床评价的分期:新药在上市前要经过三期临床试验。Ⅰ期临床试验,初步的临床药理学及人体安全性评价试验阶段;Ⅱ期临床试验阶段,治疗做用的评价阶段;Ⅲ期临床试验,新药得到批准生产后进行的扩大临床试验阶段;有的品种在批准上市后还要经过Ⅳ期临床试验。前三期的临床试验为上市前药物临床评价阶段,上市后的临床试验成为药品临床再评价阶段。

(2)上市前药物临床评价的局限性:①病例数目少,我国新药审批办法规定Ⅱ期临床试验病例数不少于300例,一些发生频率低于1%的不良反应在此期间很难被发现。②观察时间短,上市前临床试验的疗程和观察期一般较短,故而一些需要长时间应用才能发生或停药后迟发的药品不良反应在此期间不被发现。③对象有局限,Ⅱ期临床试验一般将老年人、孕妇、婴幼儿及18岁以下未成年人,以及肝、肾功能不全的人群排除在外,因此,药品在特殊人群中使用会遇到的问题在此期间不能被发现。④考察不全面,上市前临床试验观测的指标只限于试验设计所规定的内容,因此未被列入规定要求观测考察的一些临床指标在此期间容易被忽略。⑤管理有漏洞,上市前临床试验可能会因管理不善,试验设计不严谨,以致引入药物研制单位或研究人员的主观偏倚。

(3)上市后药品临床再评价的必要性:由于新药临床评价存在诸多的局限性,因此药品批准上市并不意味着对其评价的结束,只表明该药品具备了在社会范围内使用的条件。药品上市后的临床再评价则不仅包括上市后Ⅳ期临床试验的新药,还包括所有在市场上销售的药品。

2. 药品临床评价的特点

(1)药品临床评价的特点:①先进性和长期性;②实用性和可比性;③公正性和科学性。

(2)药品临床评价的意义:①保证用药安全;②促进合理用药;③扩展使用范围。

(二)药物利用研究在药品临床评价中的应用

1. 药物利用研究的目的及应用范围

药物利用研究的目的是力求实现用药的合理化,即不仅要从医疗方面评价防病治病的效果,还要从社会、经济等方面评价其合理性,以获得最大的社会效益和经济效益。

2. 药物利用研究的常用方法

(1)日规定剂量(DDD):是指某一特定药物为治疗主要适应证而设定的用于成人的平均日剂量。是根据临床药品应用情况人为制定的每日用药剂量,但DDD本身并不是一种用药剂量,而只是一种测量药物利用的单位。

(2)药物利用指数(DUI):是用来测量医师使用某药的日处方剂量,对医师用药剂量的合理性进行分析。

(3)用药频度分析:用药频度分析是近年来用于评价药物在临床上的地位的一种新方法。可以了解每日用药费用、购药金额,与用药人次的关系、剂型与用药人次和购药金额的关系、药物使用频度与疗效的关系等,可以估计药费可接受的水平,评估地区用药水平,分析药品消费结构和市场分布。

(三)药物流行病学在药品临床评价中的应用

1. 药物流行病学的作用　应用流行病学的方法进行探讨和研究,以了解药害发生的规律,从而减少和杜绝药害,保证用药安全。

2. 药物流行病学的研究范畴
(1)保证用药安全。
(2)促进合理用药。
(3)减少药物不良事件。
(4)改进医师的处方决策,提高处方质量。

3. 药物流行病学的研究方法
(1)描述性研究:病例报告,生态研究,生态比较研究,生态趋势研究,ADR 监测,横断面调查。
(2)分析性研究:病例对照研究,定群研究。
(3)实验性研究。

(四)循证医学在药品临床评价中的作用

1. 循证医学

循证医学又称求证医学、实证医学,即遵循证据的医学,其核心思想是医务人员应该谨慎、正确、明智地运用在临床研究中得到的最新的、最有力的科学研究信息来诊治患者;循证医学是研究证据与医师的临床实践及患者价值三者之间的最佳结合。

2. 循证医学的要素与证据分类
(1)三个要素:最佳证据,临床经验,患者选择。
(2)五级证据分类:①按照特定病种的特定治疗方法收集所有质量可靠的随机对照试验后所作的系统评述。②单个的样品量足够的随机对照试验结果。③设有对照组但未用随机方法分组的研究。④无对照的系列病例观察,其可靠性较上述二、三级为低。⑤根据专家个人多年的临床经验提出的诊治方案。

3. 循证医学的实践
(1)用于疾病的诊断和治疗。
(2)用于学校的教学和科研。
(3)用于行政的参考和决策。
(4)用于新药开发和药品临床评价。

(五)药物经济学方法在药物临床评价中的应用

1. 药物经济学

(1)成本的种类与计算:药物经济学中成本分为直接成本、间接成本、隐性成本。直接成本,是指用于药物治疗或其他治疗所花费的代价或资源的消耗,由两部分组成,一是直接医疗费用;二是非医疗费用。间接成本是指由于伤病或死亡所造成的工资损失,它包括休学、休工、过早死亡所造成的工资损失等。隐性成本一般是指因疾病引起的疼痛,精神上的痛苦、紧张不安,生活与行动的某些不便,或因诊断治疗过程中带来的担忧、痛苦等,难以确定,无法用货币确切表示的费用,主要用于生命质量的考核,在成本效用分析中使用。

(2)用药结果的评价:用药结果的评价有三种形式即效果、效益、效用。效果以客观指标表示的用药结果,如发病率、治愈率、不良反应发生率等。效益转化为货币值的用药结果。以客观指标表示的用药结果,如患者对治疗结果的满意程度、舒适程度与保健相关的生活质量等。

2. 药物经济学研究方法的分类及比较

(1)最小成本分析。
(2)成本效果分析。
(3)成本效益分析。
(4)成本效用分析。

3. 药物经济学研究的实践

(1)指导新药研制生产。
(2)有利于制订《国家基本医疗保险药品目录》。
(3)有利于医院制订用药目录。

三、考前模拟

历年考题

(一) A 型题(最佳选择题)

1. 不属于药物经济学评价对象的是
   A. 不同药物治疗方案　　B. 药物治疗方案与手术治疗方案关系
   C. 药物治疗方案与社会服务项目关系
   D. 手术治疗方案与社会服务项目关系
   E. 药物治疗方案与药物预防方案关系

2. 参加新药Ⅱ期临床试验的对象应该是
   A. 18～40 岁健康志愿者　　B. 18～65 岁目标适应证患者
   C. 16～18 岁健康志愿者　　D. 12～30 岁女性健康志愿者
   E. 12～70 岁目标适应证患者

3. 下列关于日规定剂量(DDD)的叙述。错误的是
   A. WHO 推荐的　　B. FDA 推荐的
   C. 本身不是一种用药剂量　　D. 是一种测量药物利用的单位
   E. 英文全称是 defineddaily,dose

· 146 ·

(二) X 型题(多项选择题)

1. 药物经济学与随机临床试验的不同在于
   A. 研究目的
   B. 比较对象
   C. 研究结果
   D. 样本大小
   E. 研究周期

强化模拟题

(一) A 型题(最佳选择题)

1. 下列关于新药临床 Ⅱ 期临床试验说法正确的是
   A. 是初步的临床药理学及人体安全性评价试验阶段
   B. 治疗作用的初步评价阶段
   C. 新药得到批准试生产后进行的扩大的临床试验阶段
   D. 上市后药品临床再评价阶段
   E. 为药物注册申请获得批准提供充分的依据的阶段

2. 药品临床评价的两个阶段包括
   A. 药物 Ⅰ 期临床试验阶段和 Ⅱ 期临床试验阶段
   B. 药物 Ⅱ 期临床试验阶段和 Ⅲ 期临床试验阶段
   C. 药物 Ⅲ 期临床试验阶段和 Ⅳ 期临床试验阶段
   D. 药物 Ⅲ 期临床试验阶段和上市后药品临床再评价阶段
   E. 上市前、上市后药品临床再评价阶段

3. 关于药物 Ⅳ 期临床试验,下列叙述不正确的是
   A. 是上市后药品临床再评价阶段
   B. 试验样本数常见病不少于 2 000 例
   C. 可考察药品在广泛使用条件下的疗效和不良反应
   D. 此阶段必须限制单一给药
   E. 可评价药品在普通或特殊人群中使用的利益和风险关系

4. 下列关于药品临床评价特点说法错误的是
   A. 药品临床评价不重在理论研究,而重在临床实践
   B. 药品临床评价的结论应该是建立在临床医学、药剂学等多学科的新进展基础之上的
   C. 药品上市后临床再评包括上市后 Ⅳ 期临床试验的新药,但不包括所有在市场上销售的药品
   D. 药品临床评价是一项实事求是的工作,也须强调公平和公正
   E. 药品临床评价也要把不同治疗药物的疗效、不良反应等和价格放在一起来进行比较

5. 关于药品临床评价的特点,下列说法错误的是
   A. 先进性和长期性
   B. 可信性和完整性
   C. 实用性和对比性
   D. 科学性
   E. 公正性

6. 关于"DDD",下列说法正确的是
   A. 是药物利用指数的英文缩写
   B. 其本身就是一种用药剂量
   C. 只是一种测量药物利用的单位
   D. 是用来测定医师使用某药的日处方量

E. 用来对医师用药的合理性进行分析

7. 用药频度分析不能反映

A. 每日用药费用
B. 购药金额与用药人次的关系
C. 剂型与用药人次和购药金额的关系
D. 药物疗效与购药金额的关系
E. 药物使用频度与疗效的关系

8. 关于药物利用指数，下列说法正确的是

A. 是用总 DDD 数除以患者总用药天数
B. 其英文缩写为"DUL"
C. 药物利用指数大于1，说明医师的日处方量小于DDD
D. 是某特定药物为治疗主要适应证而设定的
E. 是用于成人的平均日剂量

9. 可用来评价药物在临床的地位的新方法是

A. 日规定剂量
B. 药物利用指数
C. 总购药金额
D. 用药频度分析
E. DDD 数

10. 药物流行病学的主要内容不包括

A. 发现用药人群中药品不良反应，保证用药安全
B. 为药品临床评价提供科学依据，促进合理用药
C. 建立用药人群的数据库，提高药物警戒工作的质量
D. 预测药品的需求量和需求结构
E. 通过对 ADR 因果关系的了解和判断，有助于改进医师的处方决策，提高处方质量

11. 关于循证医学，下列叙述错误的是

A. 是研究证据与医师的临床实践及患者价值三者的最佳结合
B. 循证药物信息是以多中心、大样本、随机、双盲、对照的临床试验为主体
C. 循证药物信息是以计算机/数据库技术实现高效准确数据统计为手段
D. 医师的临床经验是循证医学的基石
E. 循证医学的证据包括病因、诊断、预防、治疗、康复和预后等方面的研究

12. 药物经济学研究中所讲的成本包括

A. 直接成本和间接成本
B. 直接成本和隐性成本
C. 直接医疗费用和非医疗费用
D. 间接成本和隐性成本
E. 直接成本、间接成本和隐性成本

13. 药物经济学研究方法中，关于最小成本分析的特点，下列叙述正确的是

A. 要求药物临床治疗效果完全相同
B. 其表示单位是临床效果指标
C. 其结果以成本效用分析比值来表示
D. 其可以进行不同疾病治疗措施间的比较
E. 其适用于全面的卫生以及公共投资决策

14. 药物经济学的研究方法不包括

A. 最小成本分析
B. 成本效果分析
C. 成本增量分析
D. 成本效益分析
E. 成本效用分析

15. 药物经济学的研究方法不包括

A. 最大成本分析
B. 成本效益分析
C. 成本效果分析
D. 最小成本分析
E. 成本效用分析

16. 药物的流行病学研究方法中的描述性研究不包括
A. 病例报告　　　　　B. 生态研究　　　　　C. ADR 监测
D. 横断面调查　　　　E. 定群研究

(二)B 型题(配伍选择题)

A. 药物Ⅰ期临床试验阶段　　　　B. 药物Ⅱ期临床试验阶段
C. 药物Ⅲ期临床试验阶段　　　　D. 药物Ⅳ期临床试验阶段
E. 药品临床再评价阶段

1. 初步的临床药理学及人体安全性评价试验阶段是指
2. 上市后药品再评价是指
3. 新药得到批准试生产后进行的扩大的临床试验阶段是指
4. 治疗作用的初步评价阶段是指

治疗依据按质量和可靠程度大体可分为五级

A. 一级依据　　　　　B. 二级依据　　　　　C. 三级依据
D. 四级依据　　　　　E. 五级依据

5. 根据专家个人多年的临床经验提出的诊治方案是
6. 国际上公认的为某种疾病的防治提供的最有效、最安全、最可靠的依据是
7. 单个的样本量足够的随机对照实验结果是
8. 设有对照组但未用随机方法分组的研究是
9. 无对照的系列病例观察是

A. 直接成本　　　　　B. 间接成本　　　　　C. 隐性成本
D. 直接医疗费用　　　E. 非医疗费用

10. 因疾病引起的疼痛,精神上的痛苦、紧张等无法用货币表示的费用属于
11. 由于伤病或死亡所造成的工资损失,包括休学、休工等属于
12. 用于药物治疗或其他治疗所花费的代价或资源的消耗属于

A. CBA　　　　　　　B. CUA　　　　　　　C. CRA
D. CMA　　　　　　　E. CEA

13. 最小成本分析的英文缩写是
14. 成本效果分析的英文缩写是
15. 成本效益分析的英文缩写是
16. 成本效用分析的英文缩写是

在药物经济学中

A. 最小成本分析　　　B. 成本效果分析　　　C. 成本效益分析
D. 成本效用分析　　　E. 最大成本分析

17. 主要比较健康效果的差别和成本的差别的是
18. 成本效果分析的一种特例是
19. 要求药物临床治疗效果完全相同的是
20. 能够进行不同治疗方案间的比较的是
21. 以生活质量调整年作为表示单位的是

A. DDD　　　　　　　B. DDA　　　　　　　C. DDDs

D. DUI E. DUIs

22. 限定日剂量数的英文缩写是
23. 药物利用指数的英文缩写是
24. 限定日剂量的英文缩写是

(三)X型题(多项选择题)

1. 上市前药物临床评价的局限性表现在
   A. 病例数目少 B. 观察时间短 C. 对象有局限
   D. 考察不全面 E. 管理有漏洞

2. 药物利用研究中DDD方法的局限性包括
   A. 大样本的研究中,患者依从性不易保证 B. 不同区域的人群用药情况不尽相同
   C. 不适于儿童的药物利用的研究 D. 基于伦理学要求,研究对象有局限性
   E. 观察时间短,管理有漏洞

3. 药物利用研究可应用于哪些方面
   A. 作为计算药物不良反应发生率的额定数据
   B. 提示药物应用的模式 C. 提示药物消费的基本状况
   D. 监测某些药物的滥用情况 E. 提示药物消费分布与疾病谱的关系

4. 用药频度的分析方法包括
   A. 确定DDD值
   B. 以药品的总购入量除以相应的DDD值,求得该药的DDD数
   C. 分别计算与购入量相对应的总金额数;以总金额数除以DDD数求得每天的治疗费用
   D. 对总购药金额、总购入量、DDD值、DDD数进行数据处理,求得购药金额序号和用药人次序号
   E. 求得购药金额序号与用药人次序号的比值

5. 根据DDD的定义,使用时必须保证"四特",即
   A. 特定药物 B. 特定适应证 C. 特定诊疗方法
   D. 特指日平均剂量 E. 特指用于成人

6. 关于药物流行病学,下列叙述正确的是
   A. 是临床药理学和流行病学等学科相互渗透形成的学科
   B. 是用流行病学的原理和方法,研究人群中药物的利用及其效应的学科
   C. 研究药物流行病学,能发现用药人群中的药品不良反应
   D. 研究药物流行病学,能提供药物应用的模式,确保药物治疗的安全
   E. 研究药物流行病学,可以了解药害发生的规律,从而减少药害

7. 循证医学实践包括
   A. 用于疾病的诊断和治疗 B. 用于学校的教学和科研
   C. 用于行政的参考和决策 D. 用于新药开发和药品临床评价
   E. 用于法规的制定和实施

8. 在药物经济学研究中,下列属于隐性成本的是
   A. 过早死亡所造成的工资损失 B. 某农民因伤所造成的误工费用
   C. 因病所引起的精神上的痛苦 D. 诊疗过程带来的担忧、痛苦

E. 用于药物治疗所消耗的资金

9. 药物经济学评价的用药结果主要形式有

A. 效果　　　　　B. 效能　　　　　C. 效用

D. 效价　　　　　E. 效益

10. 药物经济学成本效益分析的特点包括

A. 其研究要求药物效果相同　　B. 其成本和效益均用货币作单位来表示

C. 不能进行不同疾病间的比较　　D. 不能进行不同治疗方案间的比较

E. 其结果以净效益表示

11. 下列关于成本效用的分析，正确的是

A. 是在结合考虑用药者意愿、偏好和生活质量的基础上，比较不同治疗方案的经济合理性

B. 要求药物临床治疗效果完全相同

C. 采用生活质量调整年作为常用单位

D. 能够进行不同疾病药物治疗措施的比较

E. 用货币来衡量成本

12. 药物经济学成本效果分析的特点包括

A. 其结果以单位健康效果增加所需成本值来表示

B. 不能进行不同疾病间的比较　　C. 治疗结果用货币作单位

D. 主要比较健康效果的差别和成本的差别

E. 能够进行不同治疗方案间的比较

13. 药物经济学研究的实践包括

A. 指导疾病的诊断和治疗　　B. 有利于制订《国家基本医疗保险药品目录》

C. 指导新药研制生产　　D. 指导学校的教学和科研

E. 有利于医院制订用药目录

14. 下列关于循证医学说法正确的是

A. 循证医学又称有据医学、求证医学、实证医学

B. 循证医学的三要素为最佳证据、临床经验、患者选择

C. 循证医学中的治疗依据质量和可靠程度大体可分为五级

D. 循证医学的核心思想是医务人员应该谨慎、正确、明智地运用在临床研究中得到的最新的、最有力的科学研究信息来诊治患者

E. 循证医学是研究证据与医师的临床实践及患者价值三者之间的最佳结合，提倡医师将个人的临床实践和经验与外部得到的最好的临床证据结合起来，为患者的诊治做出最佳决策

四、答案

历年考题

(一) A 型题

1. D　2. B　3. A

(二)X 型题

1. ABCDE

强化模拟题

(一)A 型题

1. B 2. E 3. D 4. C 5. B 6. C 7. D 8. A 9. D 10. D 11. D 12. E 13. A 14. C 15. A 16. E

(二)B 型题

1. A 2. D 3. C 4. B 5. E 6. A 7. B 8. C 9. D 10. C 11. B 12. B 13. D 14. E 15. A 16. B 17. B 18. A 19. A 20. C 21. D 22. C 23. D 24. A

(三)X 型题

1. ABCDE 2. ABC 3. ABCDE 4. ABCDE 5. ABDE 6. ABCE 7. ABCD 8. CD 9. ACE 10. BE 11. ACDE 12. ABD 13. BCE 14. ABCDE

第十章 药物警戒与药源性疾病

一、考试大纲

(一)不良反应与药物警戒

1. 不良反应
(1)药品不良反应的定义
(2)药品不良反应的分型与特点
(3)药品不良反应的发生机制
2. 不良事件
(1)药品不良事件的原因
(2)发生后对患者的应对与处理原则
(3)因果关系的判断
3. 药物警戒
(1)国内外发生的重要药害事件的评价
(2)药物警戒的信息

(二)药源性疾病

1. 常见药源性疾病
(1)引起药源性胃肠道损害的药物
(2)引起药源性肝损害的药物
(3)引起药源性肾损害的药物
(4)引起药源性血液系统损害的药物
(5)引起药源性神经系统损害的药物
2. 诊断与治疗
(1)药源性疾病的诊断方法
(2)药源性疾病的治疗

二、应试指南

(一)不良反应与药物警戒

1. 不良反应
(1)药品不良反应的定义:是指合格药品在正常用法用量下出现的与用药目的无关或意外的有害事件。
(2)药品不良反应的分型与特点:①A型。量变型异常。特点:常见,与剂量相关,时间关系较明确,可重复性,在上市前常可发现。②B型。质变型异常。特点:罕见,非预期的,较严重,时间关系明确。③C型。特点:背景发生率高,非特异性,没有明确的时间关系,潜伏期长,不可重现,机制不清。

(3)药品不良反应的发生机制:①A型不良反应原称副作用,是指在治疗量出现的与治疗目的无关的不适反应。有毒性作用,后遗效应,继发效应,首剂效应,停药综合征,药物依赖性。②B型不良反应即原过敏反应,药物作为半抗原或全抗原刺激机体而发生的非正常免疫反应。有特异质反应。③C型不良反应即致癌作用,致突变,致畸作用。

2. 不良事件

(1)药品不良事件的原因:①药物因素(药理作用,药物相互作用,药物的理化性质、副产物、分解产物、代谢产物,药物赋形剂、溶剂、染色剂等,药物杂质的影响);②机体因素(年龄,性别,遗传和种族,生理状态,病理状态,食物营养状态);③给药方法(给药途径,给药间隔和时辰,给药剂量和持续时间,配伍和给药速度,减药和停药);④其他因素(环境,生活、饮食习惯等)。

(2)发生后对患者的应对与处理的原则。

(3)因果关系的判断:①用药与不良事件的出现有无合理的时间关系;②反应是否符合该药已知的不良反应类型;③停药或减量后,反应是否消失或减轻;④再次使用可疑药品是否再次出现同样事件;⑤是否可用患者病情的进展、其他治疗等影响来解释。

3. 药物警戒

(1)国内外发生的重要药害事件的评价。

(2)药物警戒的信息:世界卫生组织对对药物警戒的定义如下:药物警戒是与发现、评价、理解和预防不良反应或其他任何可能与药物有关问题的科学研究与活动。药物警戒不仅涉及药物的不良反应,还涉及与药物相关的其他问题,如不合格药片、药物治疗错误、缺乏有效性报告、对没有充分科学根据而不被认可的适应证的用药、急慢性中毒的病例报告、与药物相关的病死率的评价、药物的滥用与错用、药物与化学药物、其他药物和视频的不良相互作用。

(二)药源性疾病

药源性疾病是有药物诱发的疾病,属于医源性疾病的一种。具体是指在预防、诊断、治疗或调节生理功能过程中出现于用药有关的人体功能异常或组织损伤所引起的一系列临床症状。

1. 常见药源性疾病

(1)引起药源性胃肠道损害的药物。

(2)引起药源性肝损害的药物。

(3)引起药源性肾损害的药物。

(4)引起药源性血液系统损害的药物。

(5)引起药源性神经系统损害的药物。

2. 诊断与治疗

(1)药源性疾病的诊断方法:追溯用药史,确定用药时间、用药剂量和临床症状发生的关系,询问用药过敏史和家族史。排除药物以外的因素,必要的实验室检查,流行病学的调查,确定治病药物。

(2)药源性疾病的治疗:停用致病药物;排除致病药物;拮抗致病药物;调整治疗方案;对症治疗。

第十章 药物警戒与药源性疾病

三、考前模拟

强化模拟题

(一)A型题(最佳选择题)

1. 药品不良反应的英文缩写是
   A. ADE   B. ADR   C. AE
   D. ADC   E. CMA

2. 新的药品不良反应是
   A. 药品在临床应用中尚未发现的不良反应
   B. 在临床应用中新出现的记载在说明书中的
   C. 药品说明书中未载明的
   D. 药品说明书中新添加的
   E. 药品使用中发生的任何不良事件

3. 药品不良反应按照药理作用分型属于A型的特点是
   A. 罕见   B. 非预期   C. 潜伏期较长
   D. 可重复性   E. 时间关系明确

4. 药物的给药途径应该遵循的原则是
   A. 能输液不肌内注射
   B. 能口服不肌内注射,能肌内注射不口服
   C. 能肌内注射不口服
   D. 能口服不肌内注射,能输液不肌内注射
   E. 能输液不口服

5. 药物不良反应因果关系评定方法中计分推算法很可能有关的分值为
   A. 5～8   B. 1～4   C. 2～5
   D. 3～4   E. 1～3

6. 药物警戒的最终目的是
   A. 评估药物的效益、危害、有效及风险,以促进其安全、合理及有效的应用
   B. 通过对药物安全性的监测,综合评价药物的风险效益,提高临床合理用药水平,已达到保障公众用药安全、有效的
   C. 防范于用药相关的安全问题,提高患者在用药、治疗及辅助治疗方面的安全性
   D. 教育、告知患者药物相关的安全问题,增进涉及用药的公众健康与安全
   E. 发现和规避假药流入市场

7. 下列有可能导致肝损害的药物是
   A. 布洛芬   B. 萘普生   C. 酮康唑
   D. 阿托品   E. 阿司匹林

8. 下列氨基糖苷类抗菌药肾毒性最大的是
   A. 新霉素   B. 庆大霉素   C. 阿米卡星
   D. 链霉素   E. 奈替米星

9. 下列药物的不良反应不是能引起听神经障碍(耳毒性)的是
   A. 氨基糖苷类   B. 吡罗昔康   C. 奎宁

· 155 ·

D. 氯喹 　　　　E. 依他尼酸

10. 下列药品事件中,不属于发现安全性问题根源修改说明书的是

A. 鱼腥草　　　　B. 莲必治注射液　　　　C. 穿琥宁注射液
D. 葛根素注射液　　E. 甘露聚糖肽

(二)B 型题(配伍选择题)

A. 药品不良反应　　B. 药品不良事件　　C. 不良事件
D. 药源性疾病

1. ADE
2. DID
3. AE
4. ADR

药品不良反应的发生率

A. ≥1/10　　　　　　　　　　B. 1/100<发生率<1/10
C. 1/1000<发生率<1/100　　　D. 1/10 000<发生率<1/1 000
E. 发生率<1/10 000

5. 常见
6. 十分常见
7. 偶见
8. 罕见
9. 十分罕见

药品不良反应按发生机制分型

A. 扩大反应　　　　B. 化学反应　　　　C. 撤药反应
D. 药物导致某种微生物生长引起的不良反应　　E. 给药反应

10. A 类反应
11. B 类反应
12. C 类反应
13. D 类反应
14. E 类反应

药品不良反应发生机制中的 A 型不良反应

A. 由于患者个体差异、病理状态或合用其他药物引起敏感性增加,在治疗量时造成某种功能或器质性损害
B. 药物血药浓度降至最低有效浓度以下,但生物效应仍存在
C. 由于药物的治疗作用而引起的不良后果,又称为治疗矛盾
D. 某些药物在开始应用时,由于机体对药物的作用尚未适应,而引起较强烈的反应
E. 又称撤药效应,由于药物长期应用,致使机体对药物的作用已经适应,而一旦停止应用该药,就会是集体处于不适应的状态

15. 继发反应
16. 毒性作用
17. 后遗效应

今年发生的严重不良反应事件,其主要毒副作用
A. 西立伐他丁(拜斯亭)召回事件　　B. 马兜铃酸事件
C. 鱼腥草钠注射液事件　　D. 广东佰易静注人免疫球蛋白事件
E. 硫酸普罗宁(凯西莱)事件
18. 过敏
19. 过敏性休克
20. 应用感染乙型肝炎病毒血浆
21. 肾损伤肾衰竭
22. 横纹肌溶解症肌痛

常见药物主要引起的药源性疾病
A. 阿洛司琼　　B. 曲格列酮　　C. 新霉素
D. 阿糖胞苷　　E. 奎宁
23. 药源性血损害
24. 药源性肾损害
25. 药源性神经损害
26. 药源性胃肠道损害
27. 药源性肝损害

(三)X型题(多项选择题)

1. 药源性疾病的治疗方法包括
A. 停用致病药物　　B. 排除致病药物　　C. 拮抗致病药物
D. 调整治疗方案　　E. 对症治疗
2. 药物警戒的主要工作内容包括
A. 早期发现未知药品的不良反应及其相互作用
B. 发现已知药品的不良反应的增长趋势
C. 发现和规避假药流入市场
D. 分析药品不良反应的风险因素和可能的机制
E. 对风险/效益评价进行定量分析,发布相关信息,促进药品监督管理和指导临床用药
3. 下列说法正确的是
A. 氨基糖苷类可用于滴耳　　B. 维生素 B_{12} 不可静脉给药
C. 一般不能用降低剂量防止过敏反应的发生
D. 一旦发生变态反应,停用可疑致敏药物,这样既可以终止药物对机体的继续损害,又有助于诊断和采取治疗措施
E. B类变态反应是由药物引起的与抗原-抗体结合有关的不良反应,是最常见药物过敏反应
4. 药品不良反应监测的方法有
A. 自愿呈报系统　　B. 集中监测系统　　C. 病例对照研究
D. 记录连接系统　　E. 前瞻性队列研究法
5. 下列不是药品不良反应监测方法集中监测系统优点的是
A. 结果较自愿呈报制度监测结果可靠,漏报率低　　B. 简单易行
C. 可以计算 ADR 的发生率以及进行流行病学研究　　D. 监测覆盖面大

E. 耗资少,可发现罕见的 ADR
6. 下列药品不良反应发生机制,属于 C 型机制的是
   A. 致癌作用　　　　B. 特异质反应　　　　C. 致突变
   D. 致畸作用　　　　E. 过敏反应
7. 药品不良反应按药理作用关系分型属于 B 型特点的是
   A. 罕见　　　　　　B. 非预期的　　　　　C. 较严重的
   D. 时间关系明确　　E. 可重复性
8. 药品严重不良反应事件,是指因使用药品引起一些损害情形之一的反应。所指的情形包括
   A. 引起死亡　　　　　　　　　　　　B. 致癌,致畸,致出生缺陷
   C. 对生命有危险并能导致人体永久的或显著的伤残
   D. 对器官功能产生永久损伤　　　　　E. 导致患者住院或住院时间延长
9. 对药品与不良反应之间的关联性评价,我国使用的分析法方法所遵循的原则有
   A. 用药与不良反应/事件的出现有无合理的时间关系
   B. 反应是否符合该药已知的不良反应类型
   C. 停药或减量后,反应是否消失或减轻
   D. 再次使用可疑药品是否再次出现同样反应/事件
   E. 是否可用患者病情的进展、其他治疗等影响来解释
10. 药物不良反应的可能原因包括
    A. 药物因素　　　　B. 机体因素　　　　C. 给药方法
    D. 环境　　　　　　E. 生活、饮食习惯
11. 药物警戒实现的途径有
    A. 早期发现未知严重不良反应和药物相互作用
    B. 监测药物不良反应的动态和发生率
    C. 确定风险因素,探讨不良反应机制
    D. 对药物的风险进行定量评估和分析
    E. 对药物的效益进行定量评估和分析
12. 下列关于国外警戒信息正确的是
    A. 加拿大警告丙硫氧嘧啶的肝损伤危险
    B. 加拿大限制吡罗昔康的使用
    C. 澳大利亚警告二甲双胍乳酸酸中毒风险
    D. 美国 FDA 警告口服双磷酸盐制剂的肾损害风险
    E. 欧盟警告短效 β 受体激动剂引起心肌缺血风险

四、答案

强化模拟题

(一) A 型题

1. B　2. C　3. D　4. B　5. B　6. B　7. C　8. A　9. B　10. A

第十章　药物警戒与药源性疾病

(二)B 题型

1. B　2. D　3. C　4. A　5. B　6. A　7. C　8. D　9. E　10. A　11. D　12. B　13. E
14. C　15. C　16. A　17. B　18. E　19. C　20. D　21. B　22. A　23. D　24. D　25. E
26. A　27. B

(三)X 题型

1. ABCDE　2. ABDE　3. BCDE　4. ABD　5. BDE　6. ACD　7. ABCD　8. ABCDE
9. ABCDE　10. ABCDE　11. ABCDE　12. BCDE

第十一章 药品的保管

一、考试大纲

(一)药品质量检查

1. 影响药品质量的因素
(1)环境因素
(2)人为因素
(3)药品因素
2. 变质药品的外观检查
(1)外观质量检查的内容
(2)检查方法

(二)药品的保管方法

1. 药品的一般保管方法
(1)易受光线、湿度、温度、振荡影响而变质药品及保管方法
(2)中药饮片和中成药的保管方法
2. 易燃、易爆等危险品的保管方法
(1)危险品的主要特征及性状
(2)保管方法

二、应试指南

(一)药品质量检查

1. 影响药品质量的因素

(1)环境因素:在保管药品的过程中,影响药品的环境因素很多,如日光、空气、温度、湿度、时间及微生物等。

(2)人为因素:相对于其他因素来说,人为因素更为重要,药学人员的素质对药品质量的优劣起着关键性的影响。包括①人员设置;②药品质量监督管理情况,如药品质量监督管理规章制度建立、实施及监督管理状况;③药学人员药品保管养护技能以及药品质量的重视程度、责任心的强弱,身体条件、精神状态的好坏等。

(3)药品因素:水解是药物降解的主要途径,属于这类降解药物的主要有酯类(包括内酯)、酰胺类(包括内酯类);氧化也是药物变质最常见的反应;值得注意的是药品的包装材料对药品质量也有较大的影响。

2. 药品的外观检查

(1)外观检查的内容:药品的性状,包括形态、颜色、气味、味感、溶解度等是药品外观质量检查的重要内容,它们有的能直接反映出药品的内在质量,对鉴别药品有着极为重要的意义。

第十一章 药品的保管

不同剂型的药物检查的内容有所不同。

(2)检查方法：药品的外观质量检查是通过人的视觉、触觉、听觉、嗅觉等感官试验,对药品的外观开关进行检查。检查时将包装容器打开,对药品的剂型、颜色、味道、气味、形态、重量、粒度等情况进行重点检查。

(二)药品的保管方法

1. 药品的一般保管方法

(1)易受光线、湿度、温度影响而变质的药品及其保管方法：①易受光线影响而变质的药品,需要避光保存,应放在阴凉干燥、阳光不易直射的地方。门、窗可悬挂遮光用的黑布帘、黑纸,以防阳光照射。可采用棕色瓶或用黑色纸包裹玻璃器包装,以防止紫外线的透入；②对易吸湿的药品,可用玻璃软木塞塞紧、蜡封、外加螺旋盖盖紧。对易挥发的药品,应密封,置阴凉干燥处；控制药库内的湿度,以保持相对湿度在45%～75%,可设置除湿机、排风扇或通风器,可辅用吸湿剂如石灰、木炭,有条件者,尤其在梅雨季节,更要采取有效的防霉措施。除上述防潮设备外,药库应根据天气条件,分别采取下列措施,即在晴朗干燥的天气,可打开门窗,加强自然通风；当雾天、雨天或室外湿度高于室内时,应紧闭门窗,以防室外潮气侵入。③一般药品贮存于室温即可。对怕热药品,可根据其不同性质要求,分别存放于"阴凉处"、"凉暗处"或"冷处"。对挥发性大的药品如浓氨溶液、乙醚等,在温度高时容器内压力大,不应剧烈震动。开启前应充分降温,以免药液冲出造成伤害事故。"室温"指10℃～30℃；"阴凉处"指不超过20℃；"凉暗处"指遮光并且温度不超过20℃；"冷处"指2℃～10℃。

(2)中药饮片和中成药的保管方法：①中药材的保管方法：中药材种类繁多,性质各异,有的易吸湿,有的具有挥发性等,应根据其特性加以妥善保管；中药材防霉,主要应严格控制水分和储存场所的温度、湿度、避免日光和空气的影响,使真菌不易生长繁殖；为防虫蛀,药材进库前,应把库内彻底清理,以杜绝虫源；防鼠,因中药含糖、淀粉、脂肪等有机物质,极易遭鼠害,中药库必须有防鼠设备；贮存过程中,为防止真菌、害虫的生长繁殖,应控制室内温度、湿度；②中成药的保管方法：冲剂及颗粒剂在潮湿环境中极易潮解、结块,尤其是泡腾型颗粒贮存时应避免受潮,煎剂由于其内含有大量糖类、蛋白质等物质,因此贮存不当很易霉变、酸败。此类成药一般应密闭贮于阴凉干燥处,如十全大补膏、益母草膏、枇杷膏等。

2. 易燃易爆危险品的保管方法

(1)危险品的主要特征及性状：①易爆炸品：即为受到高热、摩擦、冲击后能产生剧烈反应而发生大量气体和热量,引起爆炸的化学药品,如苦味酸、硝化纤维、硝酸铵、高锰酸钾等；②自燃及遇火燃烧的药品：如黄磷在空气中即自燃,金属钾、钠遇火后能燃烧等,其他如碳粉、锌粉及浸油的纤维药品亦极易燃烧；③易燃液体：即燃点低,易于挥发和燃烧的液体,如汽油、乙醚、石油醚、乙醇、甲醇、松节油等；④极毒品及杀害性药品：氰化物、亚砷酸及其盐类、汞制剂、可溶性钡制剂等；⑤腐蚀性药品：即有强烈腐蚀性,甚至引起燃烧、爆炸和杀伤性的药品,如硫酸、硝酸、盐酸、甲酸、冰醋酸、苯酚、氢氧化钾、氢氧化钠等。

(2)保管方法：①此类药品应贮存于危险品库内,不得与其他药品同库贮存,并远离电源,同时应有专人负责保管；②危险品应分类堆放,特别是性质相抵触的物品,灭火方法不同的物品应该隔离贮存；③危险品库应严禁烟火,不准进行明火操作,并应有消防安全设备；④危险品的包装和封口必须坚实、牢固、密封,并应经常检查是否完整无损,如有渗漏,必须立即进行安全处理；⑤如少量危险品必须与其他药品同库短期贮存进，亦保持一定的安全距离，隔离存放；⑥氧化剂保管应防高热、日晒、与酸类、还原剂隔离，防止冲击、摩擦，钾、钠、钙金属应存放于煤油中，易燃品应与热隔绝，并远离火源，存放于避光阴凉处。

三、考前模拟

历年考题

(一)A型题(最佳选择题)

1. 易于挥发(逸散)的药品是
   A. 氢氧化钠 B. 碘酊 C. 碘化钾
   D. 乙酰水杨酸 E. 氯化铵

2. 易吸湿的药物是
   A. 乙醇 B. 维生素 D C. 鱼肝油乳
   D. 叶酸 E. 甘油

3. 下列药品中，易引湿的是
   A. 硫酸阿托品 B. 明矾 C. 胃蛋白酶
   D. 维生素 C E. 地西泮

(二)X型题(多项选择题)

1. 下列原料药中易风化的药品有
   A. 硫酸阿托品 B. 胃蛋白酶 C. 硫酸镁
   D. 硫酸钠 E. 氯化钠

强化模拟题

(一)A型题(最佳选择题)

1. 下列关于影响药品质量的因素叙述错误的是
   A. 紫外线能加速药品的氧化、分解等
   B. 空气中水蒸气对药品质量影响较大
   C. 温度过低能使药物变质
   D. 水解使药物降解的主要途径
   E. 湿度对药品的质量影响很大

2. 易风化的药品是
   A. 氰化钠 B. 碳酸氢钠 C. 硫酸阿托品
   D. 碘 E. 氯化钠

3. 空气中湿度太小，能使某些药品
   A. 风化 B. 潮 C. 变质
   D. 霉败 E. 液化

4. 具有酚类、烯醇类、芳胺类、噻嗪类结构的药品最易发生何种变质反应
   A. 水解 B. 氧化 C. 风化

D. 引湿　　　　　　　　E. 光化分解
5. 下列哪种药品不需要避光保存
   A. 氢化可的松　　　　B. 维生素C　　　　　C. 安素
   D. 肝素　　　　　　　E. 对氨基水杨酸钠
6. 易受光线影响而变质的药品是
   A. 多巴胺　　　　　　B. 头孢拉定　　　　　C. 诺氟沙星
   D. 富马酸亚铁　　　　E. 碳酸氢钠片
7. 易于受潮的药品是
   A. 维生素E　　　　　 B. 呋塞米　　　　　　C. 碘化钾
   D. 肾上腺素　　　　　E. 氢化可的松
8. 下列哪项不是生物制品的检查项目
   A. 有无变色　　　　　B. 有无结块　　　　　C. 有无异臭
   D. 有无摇不散的异物　E. 冻干生物制品无融化迹象
9. 不宜受光线影响而变质的药品为
   A. 核糖核酸　　　　　B. 利福平片　　　　　C. 安络血
   D. 阿司匹林　　　　　E. 氢化可的松
10. 存放易受潮的药品的药库相对湿度应保持在
    A. 20%～45%　　　　 B. 15%～50%　　　　 C. 45%～75%
    D. 60%～85%　　　　 E. 70%～85%
11. 易氧化的药品不包括
    A. 烯醇类　　　　　　B. 四环素类　　　　　C. 噻嗪类
    D. 芳胺类　　　　　　E. 酚类
12. 较易氧化的烯醇类药物是
    A. 左旋多巴　　　　　B. 维生素C　　　　　 C. 吗啡
    D. 水杨酸钠　　　　　E. 安乃近
13. 下列哪种药品能自燃
    A. 汞制剂　　　　　　B. 硝酸铵　　　　　　C. 黄磷
    D. 汽油　　　　　　　E. 甲醇
14. 下列药物需要在冷冻贮存的是
    A. 胰岛素　　　　　　B. 狂犬疫苗　　　　　C. 脂肪乳
    D. 卡前列甲酯栓　　　E. 人血白蛋白

(二)B型题(配伍选择题)

A. 硝化纤维　　　　　B. 硫酸镁　　　　　　C. 冰片
D. 青霉素　　　　　　E. 甘油
1. 易风化的药品为
2. 易引湿的药品为
3. 易水解失效的药品为
4. 易升华的药品为

A. 碘仿　　　　　　　B. 头孢氨苄　　　　　C. 药用炭

D. 安乃近　　　　　E. 明矾

5. 易氧化的药品为
6. 易风化的药品为
7. 易发生水解的为
8. 易挥发的是

A. 散剂　　　　　B. 颗粒剂　　　　　C. 合剂、糖浆剂
D. 软膏剂　　　　E. 丸剂

不同剂型的药物检查内容

9. 应检查均匀度、细腻度，有无异臭、酸败等变质现象
10. 检查有无虫蛀、霉变、粘连、裂缝等
11. 检查有无吸潮结块、发黏、生霉、变色等
12. 主要检查外形，大小，气味，口感，溶化性是否符合标准等
13. 检查有无发霉、发酵及异常酸败气味等

A. 2℃～10℃　　　　　B. 2℃～15℃　　　　　C. 不超过 20℃
D. 遮光并且温度不超过 20℃　　E. 10℃～30℃

14. 药品存放于"室温"指
15. 药品存放于"阴凉处"指
16. 药品存放于冷处指
17. 药品存放于"阴暗处"指

A. 室温　　　　　B. 阴凉处　　　　　C. 凉暗处
D. 冷冻处　　　　E. 冷冻

18. 左氧氟沙星片可存放于
19. 乙型肝炎免疫球蛋白可存放于
20. 熊去氧胆酸片可存放于
21. 胰岛素应存放于

A. 腐蚀性药品　　　B. 易燃液体　　　C. 自燃的药品
D. 极毒的药品　　　E. 易爆炸品

22. 苦味酸属于
23. 乙醚属于
24. 黄磷属于
25. 甲酸属于
26. 氰化钾属于

(三) X 型题 (多项选择题)

1. 影响药品质量的环境因素有
A. 日光　　　　　B. 空气　　　　　C. 湿度
D. 温度　　　　　E. 时间

2. 空气中对药品质量影响较大的是
A. 氧气　　　　　B. 水蒸气　　　　C. 氮气
D. 二氧化碳　　　E. 二氧化硫

第十一章　药品的保管

3. 空气中湿度太大会使药品
   A. 潮解　　　　B. 液化　　　　C. 变质
   D. 霉败　　　　E. 风化

4. 下列哪些类药物易于水解
   A. 酯类　　　　B. 芳胺类　　　C. 酰胺类
   D. 青霉素类　　E. 头孢菌素类

5. 药品的性状检查包括
   A. 形态　　　　B. 气味　　　　C. 味感
   D. 溶解度　　　E. 颜色

6. 易氧化的药品包括
   A. 烯醇类　　　B. 吡唑酮类　　C. 噻嗪类
   D. 芳胺类　　　E. 酚类

7. 胶囊剂检查应符合下面哪些情况
   A. 外形、大小一致，变形　　B. 颜色均匀，无色斑、变色现象
   C. 无破裂漏油现象
   D. 无附着细粉、颗粒　　　　E. 硬度适中，无磨损、粉化

8. 下列哪些药品属于酚类
   A. 左旋多巴　　B. 吗啡　　　　C. 水杨酸钠
   D. 安乃近　　　E. 肾上腺素

9. 下列哪些药品不宜冷冻
   A. 甲醛　　　　B. 脂肪乳　　　C. 胰岛素
   D. 人血白蛋白　E. 罗哌卡因

10. 中草药的保存方法下列说法正确的是
    A. 中药材防霉，主要应严格控制水分和储存场所的温度、湿度、避免日光和空气的影响
    B. 中药库必须有防鼠设备
    C. 对批量大的中药材可以干燥后打成压缩包
    D. 为防霉，可在地面上铺放生石灰、炉灰或木炭
    E. 药材进库前可对药材库的四壁、地板、缝隙用杀虫剂进行喷洒

11. 中药材保管不当会发生
    A. 虫蛀　　　　B. 还原　　　　C. 霉变
    D. 变色　　　　E. 失性

12. 下列哪些药品是极毒性药品和杀害性药品
    A. 氰化钾　　　B. 汞制剂　　　C. 亚砷酸
    D. 可溶性钡制剂　E. 硫酸

13. 下列哪些药品易风化
    A. 硫酸阿托品　B. 硫酸可待因　C. 硫酸镁
    D. 硫酸钠　　　E. 青霉素

14. 下列药品应放在危险品库内贮存的是
    A. 氢氧化钾　　B. 静安　　　　C. 松节油

D. 硝化纤维　　　　E. 阿尼利定

四、答案

历年考题

(一) A 型题

1. B　2. E　3. A

(二) X 型题

1. ACD

强化模拟题

(一) A 型题

1. B　2. C　3. A　4. B　5. C　6. A　7. C　8. B　9. D　10. C　11. B　12. B　13. C
14. D

(二) B 型题

1. B　2. E　3. D　4. C　5. D　6. E　7. B　8. B　9. D　10. C　11. A　12. B　13. C
14. E　15. C　16. A　17. D　18. B　19. D　20. C　21. D　22. E　23. B　24. C　25. A
26. D

(三) X 型题

1. ABCDE　2. AD　3. ABCD　4. ACDE　5. ABCDE　6. ABCDE　7. ABC　8. ABCE
9. ABCDE　10. ABCDE　11. ACDE　12. ABCD　13. ABCD　14. ACD

第十二章 药物信息服务

一、考试大纲

(一)药物信息特点与来源

药物信息源的分级

(二)药物信息源分级

1. 一级文献　内容及特点
2. 二级文献
(1)常用索引服务和文献数据库的名称及特点
(2)常用国内外文摘的名称
3. 三级文献
(1)《中国国家处方集》(化学药品与生物制品卷)的主要结构与特点
(2)《中国药典》(2010年版)的特点
(3)不同文献的特点和应用
4. 互联网站　主要药学网站的网址及特点

(三)药物信息的评价与管理

1. 药物信息的评价
(1)评价的原则
(2)评价的标准
(3)提供药物咨询信息的步骤
2. 药物信息的管理
(1)药物信息的应用
(2)药物信息管理的原则

二、应试指南

(一)药物信息特点与来源

1. 药物信息的特点
(1)内容要新颖:提供的药物信息应该是最近发表的研究成果或者更新的信息。
(2)内容要科学严谨:应该是基于询证或试验结果信息。尽可能使用多个信息来源,互相验证内容的真实性和准确性。如果信息之间存在差异,要进行甄别判断。
(3)内容要实用:获得的信息能直接用来回答问询的问题。
2. 药物信息的来源与检索 药物信息的来源丰富多样,信息类型也多样。通常将药物信息来源按照文献的性质特点分为:专业图书,专业学术期刊,专利文献,科技报告,学位论文,会议论文集与文献,政府出版物,标准文献。药物信息的检索方法分为计算机检索方法和手工检索方法两种。

3. 药物信息源分级 药物信息按照其最初来源通常分为三级:即以杂志为主的一级信息源、引文和摘要服务的二级信息源以及参考书和数据库为主的三级信息源。

(二)药物信息源的分级

1. 一级文献 一级信息源的数量大,是指导循证医学实践的基础,期刊是主要的一级信息源。

2. 二级文献

(1)常用索引服务和文献数据库的名称及特点:zz 常见数据库:国家科技图书文献中心网络资源(http://www.nstl.gov.cn)中国医院数字图书馆(www.chkd.cnki.net)万方数据资源系统(http//www.wanfangdada.com.cn)等。

(2)常用国内外文摘的名称:《中国药学文摘》(CPA),《中文科技资料目录:医药卫生》(IPA),《化学文摘》(CA),《医学文摘》(IM)等。

3. 三级文献

(1)《中国国家处方集》(化学药品与生物制品卷)的主要结构与特点:处方集采取"以病带药"的方式,以优先使用基本药物为药物选用原则,充分结合各专业临床经验和国际共识,就临床上常见的 20 个医学系统的 199 种常见疾病的药物治疗方案提出了选药原则和用药指导。

(2)《中国药典》(2010 年版)的特点:新版药典一部强化了系统性、规范性、基础性工作,均衡发展,全面提高的原则,新增中药中药显微鉴别 633 项、薄层色谱鉴别 2494 项,体现了中药标准爱在专属性和准确性方面大幅度提高。二部收载药品 2271 个,新增品种 330 个,基本覆盖了国家基本药物目录品种范围,收载品种的新增幅度和修订幅度均为历版最高。

(3)不同文献的特点和应用。

4. 互联网站

政府机构的网站、专业组织和协会的网站、系统评价和临床指南网站和医药新闻和健康专题等。

(三)药物信息的评价与管理

1. 药物信息的评价

(1)评价的原则。

(2)评价的标准。

(3)提供药物咨询信息的步骤:提供药物信息咨询服务的步骤系统方法由以下步骤组成:了解问询病人的一般资料和问询问题的背景信息。对问题进行确定并归类。确定检索方法查阅文献。文献的评价、分析和整理。形成答案并以文字或口头形式提供给问询者。随访并建立档案。

2. 药物信息的管理

(1)药物信息的应用:获得信息是为了更好地利用信息,为临床治疗、药学服务、学科管理和学术论文撰写提供技术支持。

(2)药物信息的管理原则:①广泛收集、合理分类;②做好编目、列出索引;③建规立制,科学管理。

三、考前模拟

历年考题

(一) A 型题(最佳选择题)

1. 国际互联网不能提供的服务是
 A. 电子贸易　　　　B. 文件传输　　　　C. 网络浏览
 D. 安全维护　　　　E. 收发信件
2. 哪一项不是药学信息系统服务质量指标
 A. 可靠　　　　　　B. 及时　　　　　　C. 先进
 D. 普及　　　　　　E. 新颖
3. 下列关于循证药物信息的叙述错误的是
 A. 是从多中心、大样本、随机、双盲、对照研究中取得的
 B. 是经过计算机/数据库技术高效、准确统计处理的
 C. 是对药物的治疗效果客观评估后取得的
 D. 循证药物信息按质量和可靠程度共分为五级
 E. 是联合国世界卫生组织(WHO)统一发布的
4. 中国药学文摘属于
 A. 一级文献　　　　B. 二级文献　　　　C. 三级文献
 D. 原始文献　　　　E. 学术专著
5. 下列文献中,具有信息量大、周期短,报道快等特点的是
 A. 期刊　　　　　　B. 索引　　　　　　C. 文摘
 D. 专著　　　　　　E. 教科书
6. 由国内各学科医药权威专家,根据临床用药经验并结合国内外公认的资料编写的三级文献是
 A. 中国药典临床用药须知　　B. 中国医药年鉴　　C. 药学学报
 D. 中国药典　　　　　　　　E. 生物学文摘

(二) X 型题(多项选择题)

1. 循证药物信息(EBDI)指的是
 A. 多年来医药学专家临床用药证明有效的 DI
 B. 多中心、大样本、随机、双盲、对照试验得到的 DI
 C. 对药物疗效作出客观评估,且有充足证据的 DI
 D. 用计算机实现高效、准确数理统计得到的 DI
 E. 世界各国传统医药学证明有效的 DI
2. 评价网络药学信息质量时依据的外在特征包括
 A. 信息内容的权威性　　　　B. 发布信息作者的经历
 C. 信息内容的准确性　　　　D. 观点评价的客观性

E. 他人发布评论的意图

强化模拟题

(一)A 型题(最佳选择题)

1. 是药师在工作中必备的基本技能;可以为一个患者提供有关的药物使用的信息服务;也可以为一类患者提供药物信息服务,该项药学服务中的重要内容是

A. 药学信息　　　　B. 药学系统信息　　　C. 药学服务信息
D. 药物信息　　　　E. 药物服务信息

2. 下列说法正确的是

A. 药学信息是指通过印刷品、光盘或网络等载体传递的有关药学方面的知识
B. 药学信息的内容非常广泛,涉及药物的研究、生产、流通和使用领域
C. 药学系统信息是药学实践和药疗保健的一项重要工作和活动
D. 药学系统信息直接关系到合理用药
E. 药物信息的产生与发展是和药学实践紧密结合的

3. 药学期刊的特点不包括

A. 刊载速度快　　　B. 周期短　　　　　C. 内容新颖丰富
D. 数量大　　　　　E. 内容复杂

4. 药物信息的计算机检索方法没有

A. 追查法　　　　　B. 截词法　　　　　C. 加权法
D. 扩检与缩检法　　E. 检索法

5. 下列关于《注射药物手册》的说法,正确的是

A. 属于二级文献　　B. 收录国内常用的 360 多个药物主题
C. 分别按药物商品名字母顺序排列
D. 表格中所列输液药物与其他药物配伍的资料皆来源于三级文献
E. 采用表格的形式将每个药物与其他药物的配伍情况一一列出,方便查阅

6. 下列属于二级信息源的为

A. Pubmed 系统 Medline 数据库　　　B. Micromedex 数据库
C.《英国国家处方集》　　　　　　　　D.《妊娠与哺乳期中的用药》
E.《美国药典药物信息》

7. 下列属于三级信息源的为

A.《医学索引》　　　B. 国家知识基础设施　　　C.《治疗学的药理学基础》
D.《医学文摘》　　　E.《国际药学文摘》

8. 下列说法不正确的是

A. 按照信息源的加工顺序不同,信息资料可分为一级、二级、三级文献
B. 期刊是一级信息源的主要信息源
C. 一级信息源主要登载在专业期刊和学术会议论文集中
D. 二级信息源通常包括索引服务,每一篇文献提供引文、文摘的概要
E. 三级信息源包括手册、教科书、指南和其他参考书籍

9. 下列哪个性质不能用来分析衡量网络信息的质量

A. 补充法 B. 归因法 C. 新颖性
D. 综合性 E. 权威性

10. 对于二级文献的评价不包括

A. 收载杂志的数量、专业种类 B. 编书的目的和用途
C. 出版或更新的频率 D. 索引的完备程度
E. 检索路径及费用

(二) B 型题 (配伍选择题)

A. 一级信息源 B. 二级信息源 C. 三级信息源
D. 四级信息源 E. 0 级信息源

1. 主要登载在专业期刊和学术会议论文集中
2. 包括手册、教科书、指南和其他参考书籍
3. 期刊是其主要信息源
4. 包括索引或文摘
5. 具有信息量大、品种多、周期短、报道快的特点
6. 在药学实践中使用最为广泛
7. 国家科技图书文献中心网络资源属于
8. Micromedex 数据库属于
9. 《医学文摘》属于
10. 《美国药典药物信息》属于

A. 药品标准类 B. 药物综合信息 C. 配伍禁忌和稳定性
D. 药理学和药物治疗学 E. 互联网站

下列三级信息源属于哪一类

11. 辅助治疗和替代药物信息数据库属于
12. 《中国药典》属于
13. 《药物治疗学:病生理学的途径》属于
14. 《新编药物学》属于
15. 《注射药物手册》属于

A. 计算机检索方法 B. 手工检索方法 C. 扩检法
D. 综合法 E. 截词检索法

16. 组配检索法属于
17. 抽查法属于
18. 药理学
19. 用截断的词的一个局部进行的检索,并认为满足这个词局部中的所有字符(串)的文献,都为命中的文献属于
20. 为了节省时间并保证查全率所采用的应用上位概念扩展查找有关文献的方法属于

A. http://www.nstl.gov.cn
B. www.chkd.cnki.net
C. http://www.wanfangdata.com.cn
D. http://www.embase.com

E. http://toxnet.nlm.nih.gov
21. 万方数据库资源系统
22. Embase 数据库
23. Toxnet 毒理网数据库
24. 国家科技图书文献中心网络资源
25. 中国医院数字图书馆
26. 中国学术期刊全文数据库免费题录检索
27. 由中国科技信息研究所联合全国科技信息机构共同建设
28. 方便查询其他国家药物或食品补充剂的相关信息内容
29. 由美国国立医学图书馆建立
30. 资源由中国医学科学院图书馆提供

A. 疾病预防和控制中心 B. 中国执业药师在线
C. 国家临床技术情报交换所 D. 中国医学论坛报 E. 中国药学会

31. www.guideline.gov
32. www.cdc.gov
33. www.cpa.org.cn
34. www.clp.gov.cn
35. www.cmt.com.cn

A. BNF B. USP C. BP D. AHFS DI E. JP

36.《日本药典》
37.《英国药典》
38.《美国药典》
39.《英国国家处方集》
40.《美国医院处方集服务处：药物信息》

(三) X 型题（多项选择题）

1. 药物信息的特点包括
A. 可信度较高 B. 内容科学严谨 C. 内容新颖
D. 内容实用 E. 质量良莠不齐

2. 药物信息来源的途径包括
A. 专业学术期刊 B. 专业图书 C. 专业文献
D. 标准文献 E. 科技报告

3. 一般来说，药物信息的检索途径包括
A. 分类途径 B. 主题途径 C. 著者途径
D. 专用名词术语途径 E. 扩检途径

4. 下列关于一级文献的说法，正确的是
A. 一级文献也称原始文献
B. 包括实验性和观察性研究等
C. 学术会议的论文集是一级文献主要的信息源
D. 广大药师要汲取新知识，提高业务水平，应当经常浏览和阅读一级文献

E. 药师可从一级文献中获得最新的药物和治疗信息为患者服务

5. 下列关于万方数据资源系说法正确的是

A. 是由中国科技信息研究所联合全国科技信息机构共同建设

B. 其数字化期刊中有药期刊 900 种

C. 其数字化期刊提供分类检索和刊物查询两途径

D. 其数字化期刊中有医药期刊 908 种,包括 63 种有关药学的期刊

E. 是由国家科技图书文献主创

6. 下列关于《国际药学文摘》的说法,正确的是

A. 属于二级文献　　　　　　　B. 英文缩写为 IPA

C. 由美国医院药师协会出版　　D. 为半月刊,每年 24 期合为一卷

E. 每期均有期索引,包括主题索引和外文名索引

7. 下列关于《化学文摘》的说法,正确的是

A. 属于二级文献　　　　　　　B. 英文缩写为 CA

C. 由 ASHP 编辑出版　　　　　D. 最大特点是索引系统最完善

E. 自称是一把打开世界化学文献的钥匙

8. 下列关于《生物学文摘》的说法,正确的是

A. 属于二级文献　　　B. 英文缩写为 BA　　　C. 现由 BIOSIS 编辑出版

D. 覆盖了世界范围生物医学领域的 8000 余种核心期刊

E. 为用户设计了具有生物医学特性的索引系统

9. 下列关于《医学索引》的说法,正确的是

A. 属于二级文献　　　　　　　B. 英文缩写为 IM

C. 是美国国立医学图书馆精心制作的一部医学与卫生科学领域的文献检索工具

D. 现为季刊

E. 每年年终 NLM 将全年内容累计起来形成多部头的年累计本,称为《累积医学索引》

10. 下列关于《马丁代尔:药物参考大全》的说法,正确的是

A. 属于二级文献　　　　　　　B. 最早出版于 1838 年

C. 至 2006 年已出版至第 30 版　D. 由英国皇家药学会出版

E. 该书还提供了同一药品不同厂商的商品名

11. 《美国医院处方集服务处:药物信息》的内容,包括

A. 说明书及说明书以外的用药适应证　　B. 妊娠及哺乳期用药等常用信息

C. 特殊人群给药剂量及给药方法　　　　D. 用药过量处理

E. 由美国卫生系统药师学会出版

12. 下列关于《事实与比较》的说法,不正确的是

A. 属于三级文献　　　　　　　B. 该书由美国 Wotter kluwer Health 公司出版

C. 共分 14 章,按药物名称进行详细讨论

D. 该书第 60 版,于 2005 年 1 月出版

E. 通过对同类药物之间的比较,了解药物之间的差别,为临床治疗药物的选择提供帮助是该书的特点

13. 下列关于《美国药典药物信息》的说法,正确的是

A. 由美国 Thomson Healthcare 公司编辑出版的
B. 该书分为三卷
C. 第一卷供卫生专业人员使用
D. 属于三级文献
E. 第二卷的内容专供患者阅读

14. 提供药学信息咨询服务的步骤有
A. 对问题进行确定并归类
B. 确定检索方法查阅文献
C. 文献的评价、分析和整理
D. 随访并建立档案
E. 了解问询人的一般资料和问询问题的背景信息

15. 下列关于《药物相互作用的分析与处理》的说法,正确的是
A. 属于三级文献
B. 新版第 4 版在 2005 年发行
C. 书中的例子多来自临床医学研究和病例报告
D. 该书对于医师来说是一本非常好的参考书籍
E. 它不仅对药物相互作用作出分析,还同时提供处理方法

16. 三级文献的评价标准包括
A. 作者的专业经验和水平
B. 书中提供的内容是否最新
C. 内容的真实性及可靠性
D. 是否有参考文献支持
E. 出版社发行的年代和版次

17. 下列关于二级文献及其评价的说法,正确的是
A. 二级文献主要是索引和文摘
B. 索引服务只能提供文章的摘要
C. 文摘服务可以提供文章的引文和摘要
D. 文摘是对原始文章的概括,文摘提供的信息不够全面甚至存在错误,需要药师查阅和评价原文
E. 二级文献的评价包括收载杂志的数量、专业种类等

18. 网络信息的评价可通过以下哪几方面进行
A. 信息来源是否权威
B. 信息内容是否准确
C. 参考文献的质量高低
D. 点击率的多少
E. 补充性

19. 建立在笔录基础上的传统的药物信息资料管理方法主要有
A. 卡片式摘录
B. 笔记本式摘录
C. 内容式摘录
D. 剪辑式摘录
E. 段落式摘录

20. 下列关于《中华人民共和国药典》说法正确的是
A. 分三部出版,一部为中药,二部为化学药,三部为生物制品
B. 各部内容主要包括凡例、标准正文和附录三部分
C. 目前最新的版本为 2010 版
D. 药典附录部分由制剂通则、通用检测方法、指导原则等组成
E. 药典每隔 10 年出版更新一部

· 174 ·

第十二章 药物信息服务

四、答案

历年考题

(一)A 型题

1. D　2. D　3. E　4. B　5. A　6. A

(二)X 型题

1. BCD　2. CD

强化模拟题

(一)A 型题

1. D　2. E　3. E　4. A　5. E　6. C　7. C　8. A　9. D　10. B

(二)B 型题

1. A　2. C　3. A　4. B　5. A　6. C　7. B　8. C　9. B　10. C　11. E　12. A　13. D
14. B　15. C　16. A　17. B　18. D　19. E　20. C　21. C　22. D　23. E　24. A　25. B
26. B　27. C　28. D　29. E　30. A　31. C　32. A　33. E　34. B　35. D　36. E　37. C
38. B　39. A　40. D

(三)X 型题

1. BCD　2. ABCDE　3. ABCD　4. ABDE　5. ACD　6. ACD　7. ABDE　8. ABC
9. ABCE　10. DE　11. ACE　12. CD　13. ABCDE　14. ABCDE　15. ACD　16. ABCD
17. ACDE　18. ABE　19. ABD　20. ABCD

第十三章　医疗器械的基本知识

一、考试大纲

(一)医疗器械
1. 基本质量特性　安全性与有效性
2. 产品的分类　分类原则及各类产品的主要品种

(二)家庭常用医疗器械
1. 卫生材料及敷料
(1)医用纱布、医用棉花、医用绷带、医用橡皮膏、创可贴的选购和使用注意事项
(2)医用绷带的分类及用途
2. 一次性使用无菌医疗器械　一次性使用无菌注射器和注射针、一次性使用输液器的基本质量要求、选购和使用注意事项
3. 体温计
(1)水银体温计的分类及测量范围
(2)水银体温计、电子体温计的选购和使用注意事项
4. 血压计
(1)电子血压计的特点和适用范围
(2)水银血压计、电子血压计的基本质量要求及选购和使用注意事项
5. 手持式家用血糖分析仪
(1)基本质量要求
(2)选购和使用注意事项
6. 制氧机及氧气瓶
(1)不同类型制氧机的特点
(2)选购和使用注意事项
7. 助听器　选购和使用注意事项
8. 避孕套　选购和使用注意事项
9. 拔罐器
(1)常用拔罐器具的种类、特点
(2)拔罐法的禁忌
10. 针具
(1)针具的种类
(2)各种针具的材质、结构、规格、选购和使用注意事项、常用消毒方法
11. 灸具
(1)灸法的种类
(2)艾灸的材料、制品及其规格

二、应试指南

(一)医疗器械的概述

指单独或者组合使用于人体的仪器、设备、器具、材料或者其他物品,包括所需要的软件。

1. 医疗器械的基本质量特征　安全性和有效性。
2. 医疗器械产品的分类　国家把医疗器械分三类管理,一类通过常规管理足以保证其安全性、有效性的医疗器械;二类对其安全性、有效性应加以控制的医疗器械;三类用于植入人体或支持维持生命,对人体具有潜在危险,对其安全性、有效性必须严格控制的医疗器械。
3. 医疗器械的管理　一类产品由设区的市级人民政府药品监督管理部门审查批准后发给产品注册证书;二类产品由省、自治区、直辖市人民政府药品监督管理部门审查批准后发给产品注册证书;三类产品由国务院药品监督管理部门审查批准。

(二)家庭常用医疗器械的基本知识

1. 卫生材料及敷料
(1)医用纱布出厂方式是无菌方式和非无菌方式,非无菌方式出厂的纱布必须经高温高压蒸汽或环氧乙烷灭菌。
(2)医用绷带中的全棉纱布绷带主要用于医院外科及家庭的体外创口敷药后的包扎、固定;弹性绷带主要用于下肢静脉曲张、骨伤科等患者的固位包扎,也能代替手术后的多头腹带用于人体不同部位的加压包扎或一般创伤包扎。
(3)医用橡皮膏分有衬垫材料和无衬垫材料两种形式,衬垫材料为硬纱布、无毒高分子材料或防黏纸。
(4)创可贴是以医用橡皮膏为载体,配以呋喃西林止血纱布,将伤口敷料和医用橡皮膏合而为一体的药物性敷料。

2. 一次性使用无菌医疗器械
(1)一次性使用无菌医疗器械的概念:是指在符合规定的洁净厂房内,按一次性使用无菌器械的生产工艺流程要求组织生产、经灭菌消毒后才能销售、使用的产品。
(2)一次性使用无菌注射器和注射针:①基本要求。器身密合性,容量容差,金属含量,酸碱度,易氧化物,环氧乙烷残留量,生物性能;注射针:注射针针管,注射针针座与针管的连接牢固度,注射针针尖的锋利度,酸碱度,金属含量,生物性能。②选购和使用注意事项。选购时首先要看产品包装,单包装上应标有公称容量、无菌、无热原、一次性使用、失效日期的年和月。
(3)一次性使用输液器:①基本构成。包括进气式输液器和非进气式输液器。②用途。适用于重力输液式的一次性静脉输液用。③基本质量要求。微粒污染,连接强度,输液流速,药液过滤器滤出率,静脉针的连接牢固度,静脉针的密封性,易氧化物,紫外吸光度,酸碱度,环氧乙烷残留量,生物性能。④选购和使用注意事项。选购时首先要看产品包装,单包装上应说明内装物,包括"只能重力输液"字样,应标明输液器无菌、无热源、一次性使用、失效日期的年和月。

3. 体温计
(1)水银体温计:基本构成为感温泡、细径、真空腔。其用途为用于测量人体或动物体温。

基本质量要求包括感温泡、示值、玻璃管、体温计感温液柱。选购时应注意温度计的感温液柱不应中断,不应自流,不应难甩;玻璃泡有裂纹,容易引起水银中毒;使用前温度要甩到35℃以下;使用后需先用冷水冲洗干净而后用70%的乙醇消毒备用也可用肥皂水洗净后保存备用;幼儿、精神失常高热神昏及不能用鼻呼吸患者都不应测其口温而应测肛温。

(2)电子体温计:基本构成为感温元件、1.5V钮扣电池、液晶显示元件。用途为测量人体及动物体温。基本质量要求包括测温误差、精密度、分辨力等。

4. 血压计

(1)水银血压计:应有良好的气密性,且不应泄漏水银。水银上升灵活,无断开,不泄漏水银;使用时大气不可过猛,用后及时将血压计往右倾斜45°。

(2)电子血压计:适用于家庭保健,尤其是出差和旅游。允许误差值为±0.5kPa,脉搏数的允许误差值为±5%以内。选购时看品牌,看测量结果的重复性,看测量结果的正确性。

5. 手持式家用血糖分析仪 基本质量要求为仪器测试范围,仪器重复性,满量程测量绝对误差,测试条重复性,测试条准确性。

6. 制氧机

(1)化学制氧机。

(2)医用保健制氧机:分子筛变压吸附方式制氧机、膜分离方式制氧机、电解水方式制氧机。

7. 助听器

(1)基本原理与构成:由传声器、电子线路板、耳机等组成。

(2)基本质量要求:最大声输出、满档声增益、总谐波失真、等效输入噪声级、电池电流、电磁感应线圈灵敏度、电气安全。

(3)选购和使用注意事项:使用时要注意防潮、防水、防震、防尘、防宠物接近;不用时要将电池取出;耳背式助听器要定期清洗耳膜,耳内式助听器要定期清除耳垢,梅雨季节时要经常把助听器放入盛有干燥剂的盒内进行干燥处理;不用时要将电池取出以免受潮。

8. 天然胶乳橡胶避孕套

(1)基本质量要求:避孕套的长度不小于160mm,宽度应在标称宽度小于50.0mm,爆破体积应不小于16.0dm³,避孕套宽度大于或等于50.0mm,且小于56.0mm,爆破体积应不小于18.0dm³,避孕套宽度大于或等于56.0mm,爆破体积应不小于22.0dm³,爆破压力不小于1.0kPa;应无可见和不可见针孔及撕裂;正常或矫正视力下应无可见针孔或撕裂;包装应完整;单个包装、消费包装以及消费包装的附加说明应符合标准。

(2)选购和使用注意事项。

9. 拔罐器

(1)常用拔罐器的种类,特点:传统拔罐器有竹罐、陶瓷罐、玻璃罐;新型罐具有挤压排气罐、抽气排气罐、多功能排气罐等。

(2)拔罐器的选购与拔罐法的禁忌:拔罐法的禁忌:急性严重疾病、慢性全身虚弱性疾病及接触性传染病;严重心脏病、心力衰竭;血小板减少性紫癜、白血病及血友病等出血性疾病;急性外伤性骨折、抽搐、高度神经质及不合作者;皮肤高度过敏、传染性皮肤病,以及皮肤肿瘤部、皮肤溃烂部;心尖区体表大动脉搏动部及静脉曲张部;瘰疬、疝气处及活动性肺结核;眼、耳、口、鼻等五官孔窍部;妊娠妇女的腹部、腰骶部、乳房部、前后阴部;婴幼儿;精神紧张、疲劳、饮酒后,以及过饥、过饱、烦渴时。

10. 针具

(1)针具的种类:有毫针、三棱针、皮肤针、皮内针等。

(2)各种针具的材质、结构、规格、选购和使用注意事项、常用消毒方法。

11. 灸具

(1)灸法的种类。

(2)艾灸的材料、制品及其规格:①艾叶与艾绒;②艾绒制品;③温灸具。温灸架、温灸筒、温灸盒。

三、考前模拟

历年考题

(一)A 型题(最佳选择题)

1. 在无菌医用纱布包装上不要求写明的是

   A. 灭菌的有效期　　　　　B. 出厂日期和生产批号

   C. 酸碱性和刺激性数据和说明标识

   D. 包装破损禁用说明或标识

   E. 一次性使用说明或禁止再次使用标识

2. 下列医疗器械产品中,需严格控制其安全性和有效性的是

   A. 针灸针　　　　　B. 医用脱脂棉　　　　　C. 一次性使用无菌注射器

   D. 血压计　　　　　E. 助听器

3. 电子血压计示值的允许误差值是

   A. ±10mmHg　　　　　B. ±8mmHg　　　　　C. ±7mmHg

   D. ±6mmHg　　　　　E. ±4mmHg

强化模拟题

(一)A 型题(最佳选择题)

1. 医疗器械的基本质量特征是

   A. 安全性和适用性　　　B. 安全性和有效性　　　C. 安全性和可靠性

   D. 有效性和经济性　　　E. 有效性和适用性

2. 属于第二类医疗器械的是

   A. 口罩　　　　　B. 一次性无菌注射器

   C. 助听器　　　　D. 全自动电泳仪　　　　E. 血压计

3. 属于第一类医疗器械的是

   A. 听诊器　　　　B. 助听器　　　　C. 避孕套

   D. X 射线治疗设备　　　　E. 人工心肺机

4. 无菌方式包装的医用纱布

   A. 高温高压蒸汽灭菌　　　B. 环氧乙烷灭菌　　　C. 紫外灯照射灭菌

D. 直接使用　　　　　　　　E. 流通蒸汽灭菌

5. 三类产品的注册

A. 由设区的市级人民政府药品监督管理部门审查批准

B. 由省、自治区、直辖市人民政府药品监督管理部门审查批准

C. 由设区的市级人民政府药品监督管理部门和省、自治区、直辖市人民政府药品监督管理部门审查批准

D. 由省、自治区、直辖市人民政府药品监督管理部门和国务院药品监督管理部门审查批准

E. 由国务院药品监督管理部门审查批准

6. 医用棉花的吸水量

A. 每克试样吸水量不少于 20g　　　　B. 每克试样吸水量不多于 20g

C. 每克试样吸水量不少于 23g　　　　D. 每克试样吸水量不多于 23g

E. 每克试样吸水量介于 20～23g

7. 医疗器械是指

A. 能治病的设备　　　　　　B. 可以诊断疾病的仪器

C. 对疾病治愈率达到 80% 的器具

D. 用于治疗、预防和诊断人类疾病的物质

E. 单独或组合用于人体的仪器、设备、器具、材料或其他物品，包括所需要的软件

8. 医用橡皮膏含膏量为

A. 不低于 110g/m²　　　　B. 不低于 115g/m²　　　　C. 不低于 120g/m²

D. 不高于 110g/m²　　　　E. 不高于 115g/m²

9. 注射针尖的锋利度为

A. 0.1～0.3　　　　　B. 0.2～0.4　　　　　C. 0.2～0.6

D. 0.3～0.5　　　　　E. 0.3～0.6

10. 一次性注射针镉的含量要求为

A. ≤0.1μg/ml　　　　B. ≤0.2μg/ml　　　　C. ≥0.1μg/ml

D. ≥0.2μg/ml　　　　E. ≥0.5μg/ml

11. 属于一次性输液器质量要求的是

A. 紫外吸光度不小于 0.1　　　　B. 紫外吸光度不小于 0.15

C. 紫外吸光度不小于 0.2　　　　D. 紫外吸光度不小于 0.25

E. 紫外吸光度不大于 0.1

12. 一次性输液器滤除率为

A. 不溶性粒子的滤出率≤80%　　　　B. 不溶性粒子的滤出率≤85%

C. 不溶性粒子的滤出率≤90%　　　　D. 不溶性粒子的滤出率≥90%

E. 不溶性粒子的滤出率≥80%

13. 水银温度计的组成包括

A. 感温泡、细径、真空腔

B. 半导体元件、1.5V 钮扣电池、液晶显示元件

C. 半导体元件、细径、真空腔

D. 水银球、1.5V钮扣电池、液晶显示元件
E. 水银球、毛细管、液晶显示元件

14. 新生儿棒式体温计的测量范围是
A. 35℃～42℃　　　　B. 36℃～42℃　　　　C. 35℃～40℃
D. 30℃～40℃　　　　E. 30℃～42℃

15. 体温计长度在110mm的是
A. 口腔和腋下用体温计　　　　B. 口腔和肛门用体温计
C. 三角形和新生儿棒式　　　　D. 三角形和内标式
E. 新生儿棒式和元宝型棒式

16. 内标式体温计的示值匀差为
A. －0.15～+0.15　　　　B. －0.10～+0.10
C. －0.15～+0.10　　　　D. －0.10～+0.15
E. －0.20～+0.15

17. 电子体温计自动断电时间
A. 不小于9分钟　　　B. 不大于9分钟　　　C. 不小于10分钟
D. 不小于8分钟　　　E. 不大于8分钟

18. 电子体温计在35℃～39℃内精密度为
A. ±0.2　　　　B. ±0.15　　　　C. ±0.1
D. ±0.05　　　E. ±0.01

19. 水银血压计的示值允许误差为
A. ±0.1kPa　　　　B. ±0.2kPa　　　　C. ±0.3kPa
D. ±0.4kPa　　　　E. ±0.5kPa

20. 关于一次性输液器叙述不正确的是
A. 连接强度不小于15N的静拉力持续15秒钟
B. 铅、锌、锡、铁的总含量应≤5μg/ml,镉的含量应≤0.1μg/ml
C. 酸碱度pH之差不超过1.0　　　　D. 易氧化物≤2.0ml
E. 环氧乙烷残留量≤10μg/g

21. 电子血压计叙述不正确的是
A. 产品说明书上应有计量许可标志和药品监督管理部门颁发的产品注册证
B. 说明书上应有正确使用的详细说明
C. 与临床医师测量标准相比相对误差不超过10mmHg
D. 脉搏的允许误差应在±0.5%以内
E. 示值的允许误差值为±0.5kPa

22. 制氧机的产氧量一般小于1升/分钟的是
A. 化学制氧机　　　　B. 医用保健制氧机
C. 分子筛变压吸附方式制氧机　　　　D. 膜分离方式制氧机
E. 电解水方式制氧机

23. 化学制氧机的使用时间
A. 10～15分钟/包　　　B. 10～18分钟/包　　　C. 10～20分钟/包

D. 10～25 分钟/包　　E. 10～28 分钟/包

24. 艾炷中大炷的炷高为
A. 0.5cm　　B. 1.0cm　　C. 1.5cm
D. 2.0cm　　E. 2.5cm

25. 膜分离方式制氧机的氧浓度为
A. ≤90%　　B. ≤80%　　C. 30%
D. 90%　　E. 80%

26. 临床常用的毫针型号是
A. 20～30 号　　B. 25～28 号　　C. 26～28 号
D. 28～32 号　　E. 26～30 号

(二)B 型题(配伍选择题)

A. 牙科椅　　B. 减肥机　　C. 制氧机
D. 健身器　　E. 输血器

1. 属于第一类医疗器械的是
2. 属于第二类医疗器械的是
3. 属于第三类医疗器械的是

A. 用于医院外科手术一次性吸血、敷药
B. 用于医院外科手术绊创或其他医疗粘贴固定
C. 防止细菌侵入，保护伤口卫生
D. 用于医院外科手术的体外创口敷药后的包扎、固定
E. 用于医院的临床敷料

4. 医用纱布的用途
5. 医用棉花的用途
6. 医用绷带的用途

A. 对其安全性、有效性应当加以控制的医疗器械
B. 可以随便使用的医疗器械
C. 通过常规管理足以保证其安全性、有效性的医疗器械
D. 植入人体，用于支持、维持生命；对人体具有潜在危险，对其安全性、有效性必须严格控制的医疗器械
E. 不许随便使用的医疗器械

7. 第一类医疗器械是指
8. 第二类医疗器械是指
9. 第三类医疗器械是指

A. 心电图机　　B. 避孕工具　　C. 手动轮椅
D. 手术器械　　E. 心脏瓣膜

10. 用于疾病诊断、治疗、监护的医疗器械是
11. 用于解剖、生理、替代和调节的医疗器械是

A. 10.0%　　B. 0.3%　　C. 0.5%

第十三章 医疗器械的基本知识

D. 在 40ml 的供试液中加 $KMnO_4$ 试液不得完全消失

E. 在 100ml 的供试液中加酚酞不得显粉红色

12. 医用纱布的水中溶解物在 100ml 的供试液中遗留残渣不大于
13. 医用橡皮膏氧化锌含量不应低于
14. 医用纱布的酸碱度
15. 医用棉花的易氧化物

A. 伸展度不小于 1.8 倍,回缩差不大于 10cm

B. 紫外光灯下不应显强蓝色的荧光

C. 使用前需要灭菌或以 75％乙醇浸泡 30min 消毒

D. 使用说明包括检查包装密封完整性和有关保护套脱落情况的警示

E. 包装上应标有公称容量

16. 一次性注射器的选购和使用注意事项
17. 一次性输液器的选购和使用注意事项
18. 皮内针的选购和使用注意事项

A. 包装标志上有灭菌有效期　　　B. 包装破损禁用说明或标识

C. 包装上应有弹性和非弹性标志　　D. 包装标签上有公称容量

E. 包装标签上有"只能重力输液"字样

19. 一次性输液器
20. 一次性注射器
21. 医用棉花
22. 创可贴

A. 表面活性物质的高度不超过 2mm　　B. 测量误差±0.1℃(36.0℃～39.0℃)

C. 滴管滴出 20ml 的蒸馏水相当于 1±0.1ml

D. 氧化锌的含量不低于 10.0％　　E. 仪器测量范围 40～500mg/dl

23. 医用纱布
24. 医用橡皮膏
25. 体温计
26. 手持式血糖仪

A. ±3mmHg　　　　B. ±3.5mmHg　　　　C. ±3.75mmHg

D. ±4mmHg　　　　E. ±10mmHg

27. 电子血压计的示值允许误差为
28. 水银血压计的示值允许误差为

A. 体积小,成本低、产氧快、使用和携带方便

B. 以交流电为能源,水为材料,成本高、产氧量小

C. 长期使用无不良反应

D. 以电为能源,空气为原料,成本低

E. 以交流电为能源,空气为原料,成本低产氧快

29. 化学制氧机
30. 分子筛变压吸附方式制氧机

31. 膜分离方式制氧机
32. 电解水方式制氧机
   A. 化学方式　　　　　B. 物理方式　　　　　C. 生物方式
   D. 医学方式　　　　　E. 免疫方式
33. 分子筛变压吸附方式制氧机原理
34. 电解水方式制氧机原理
   A. 具有较高的强度和韧性，针体挺直滑利，能耐高热
   B. 有图钉型和麦粒型　　　　　C. 有5寸、10寸、15寸等数种
   D. 刺激轻微，使用于小儿，又称小儿针　　　E. 规格有大号和小号两种
35. 毫针
36. 三棱针
37. 皮肤针
38. 皮内针

（三）X型题（多项选择题）

1. 属于第三类医疗器械的是
   A. 医用离心机　　　　B. 心电诊断仪器　　　C. 人工心肺机
   D. 超声手术刀　　　　E. 置入式心脏起搏器
2. 符合医用纱布质量要求的是
   A. 白度不低于80度
   B. 水中可溶物在100ml的供试液中遗留残渣应不大于0.3%
   C. 在20秒钟内沉入液面以下
   D. 醚中可溶物在100ml的供试液中遗留残渣应不大于0.5%
   E. 吸水量不少于23g
3. 绷带的用途包括
   A. 用于医院外科及家庭的体外创口敷药后的包扎、固定
   B. 用于外科手术绊创或其他医疗粘贴固定
   C. 用于下肢静脉曲张、骨伤科等患者的固位包扎
   D. 用于临床敷料
   E. 手术后的多头腹带用于人体不同部位的加压包扎或一般创伤包扎
4. 医疗器械的使用旨在达到的目的是
   A. 对疾病的预防、诊断、治疗、监护、缓解
   B. 对损伤或残疾的诊断、治疗、监护、缓解、补偿
   C. 对解剖或生理过程的研究、替代、调节
   D. 妊娠控制　　　　　E. 根治疾病
5. 医疗器械标准的制定是根据
   A.《医疗器械注册管理办法》　　　B.《医疗器械生产管理办法》
   C.《医疗器械经营管理办法》　　　D.《医疗器械标准管理办法》
   E.《医疗器械说明书管理办法》
6. 购买创可贴时应注意

A. 包装上应有"无菌"字样或图形标志　　B. 失效日期的年和月
C. 一次性使用说明或图形符号　　D. 复合垫有破损
E. 包装破损禁用说明或标识

7. 一次性使用无菌注射器的规格有
A. 1ml　　B. 2ml　　C. 5ml
D. 10ml　　E. 20ml

8. 一次性输液器的质量要求是
A. 无菌　　B. 无热原　　C. 无溶血反应
D. 无急性全身毒性反应　　E. 易氧化物不超过 1.5ml

9. 一次性无菌注射器的质量要求是
A. 容量容差小于二分之一公称容量和大于二分之一公称容量的最大容差应符合标准规定
B. 铅、锌、锡、铁的总含量应≤5μg/ml,镉的含量应≤0.1μg/ml
C. 酸碱度 pH 之差不超过 1.0　　D. 易氧化物≤0.5ml
E. 环氧乙烷残留量≤10μg/g

10. 一次性使用输液器质量要求包括
A. 药液过滤器滤除率　　B. 静脉针的连接牢固度
C. 器身密合性　　D. 紫外吸光度
E. 静脉针的密封性

11. 一次性输液器微粒污染要求是
A. 200ml 洗脱液中,15～25μm 微粒数不超过 0.5 个/ml
B. 200ml 洗脱液中,15～25μm 微粒数不超过 1 个/ml
C. 200ml 洗脱液中,大于 25μm 微粒数不超过 0.5 个/ml
D. 200ml 洗脱液中,大于 25μm 微粒数不超过 1 个/ml
E. 200ml 洗脱液中,大于 25μm 微粒数不超过 2 个/ml

12. 体温计的类型包括
A. 三角形棒式　　B. 新生儿棒式　　C. 元宝形棒式
D. 内标式　　E. 手持式

13. 需要用高温蒸汽或还氧乙烷消毒的是
A. 非无菌方式包装的医用纱布　　B. 非无菌方式包装的医用棉花
C. 医用绷带　　D. 医用橡皮膏　　E. 创可贴

14. 一次性无菌注射器标签上应有
A. 公称容量　　B. 无菌　　C. 无热原
D. 失效日期　　E. 镉的含量应≤0.1μg/ml

15. 关于体温计叙述正确的是
A. 体温计的感温液柱不应中断,不应自流,不应难甩
B. 玻璃泡有裂纹,容易引起水银中毒
C. 使用前温度要甩到 36℃以下
D. 使用后用 75%的乙醇消毒备用

E. 精神失常患者应测其口温

16. 水银血压计选购和使用注意包括
A. 水银柱上升灵活、无断开、不泄漏水银　　B. 打气时用力不可过大
C. 移动时水银槽要在下面　　D. 用后将血压计往右倾斜45°
E. 用后应用乙醇消毒

17. 电子血压计的优点是
A. 水银不易泄漏　　B. 结构轻巧　　C. 易于携带、使用
D. 便于自我测量　　E. 适用于出差、旅游

18. 关于手持式血糖分析仪叙述正确的是
A. 测量范围:40~500mg/dl　　B. 标准偏差SD≤2.5
C. 相对误差为≤±2%F.S　　D. 相关系数≥0.9
E. 测试条重复性相对标准偏差CV≤8.5%

19. 化学制氧机的选购和使用注意事项包括
A. 有生产许可证与市场准入证的正规厂家生产的发生器和药品
B. 最好作为应急和外出使用　　C. 注意雾化功能是否有定时
D. 使用时看说明书切勿将管路和阀门堵死
E. 注意安全要求和使用环境的要求

20. 关于分子筛变压吸附方式制氧机叙述正确的是
A. 选购时要一看,二摸,三听
B. 分3升/分钟,4升/分钟,5升/分钟等规格的机型
C. 噪声指标为小于等于85dB
D. 购买时注意安全要求和使用环境
E. 制氧浓度大于等于90%

21. 助听器的基本质量要求是
A. 最大声输出　　B. 满档声增益　　C. 总谐波失真,越小越好
D. 等效输入噪声级,不小于30dB　　E. 电池电流越小越好

22. 选购助听器时应注意
A. 防潮、防水、防震、防尘　　B. 防宠物接近
C. 耳背助听器要定期清洗耳垢
D. 不用时也要将电池安装好,以免受潮
E. 梅雨季节要经常将其放入装有干燥剂的盒内

23. 不属于传统拔罐器的是
A. 挤压排气罐　　B. 连体式抽气罐　　C. 注射器抽气机
D. 多功能罐器　　E. 陶瓷罐

24. 关于避孕套叙述正确的是
A. 长度不小于160mm
B. 爆破体积不大于16.0dm³
C. 正常或矫正视力下无可见针孔或撕裂
D. 有非卖品和卖品之分

E. 购买时要选用有 GCC 认证和经过医疗器械产品注册的正规产品
25. 拔罐法的别名有
   A. 灸罐法　　　　　　B. 气罐法　　　　　　C. 角法
   D. 吸筒法　　　　　　E. 火罐法
26. 新型罐具的种类有
   A. 挤压排气橡胶罐　　B. 挤压排气组合罐　　C. 连体式抽气罐
   D. 注射器抽气罐　　　E. 多功能罐器
27. 拔罐法的禁忌包括
   A. 高血压患者　　　　B. 糖尿病患者
   C. 心脏病、心力衰竭患者　D. 孕妇腹部和乳房　　E. 风湿性和类风湿疾病患者
28. 关于拔罐法叙述错误的是
   A. 具有操作简便、使用安全、适用广泛等优点
   B. 拔罐器要选择罐体无裂纹和破损
   C. 注射器抽气罐可用于头、面、手、脚等部位
   D. 水肿患者拔罐可以减轻疼痛
   E. 竹罐不宜用于水煮罐法
29. 下列针具属于毫针的是
   A. 松针　　　　　　　B. 图钉针　　　　　　C. 环柄针
   D. 管柄针　　　　　　E. 平柄针
30. 针具的灭菌方法有
   A. 流通蒸汽灭菌　　　B. 高压蒸汽灭菌　　　C. 乙醇浸泡灭菌
   D. 煮沸灭菌　　　　　E. 微波灭菌
31. 毫针的基本结构为
   A. 针身　　　　　　　B. 针尖　　　　　　　C. 针柄
   D. 针根　　　　　　　E. 针尾
32. 下列叙述错误的是
   A. 长毫针主要用于耳穴和浅在部位的穴位
   B. 短毫针主要用于肌肉丰厚部位
   C. 三棱针刺法主要有点刺法、散刺法、挑刺法
   D. 三棱针长约 7.5cm
   E. 三棱针一般用高温灭菌或 75% 的乙醇灭菌
33. 皮肤针又称
   A. 图钉针　　　　　　B. 梅花针　　　　　　C. 七星针
   D. 罗汉针　　　　　　E. 小儿针
34. 关于艾绒的说法错误的是
   A. 按加工程度的不同可分为粗绒和细绒
   B. 粗绒多用直接灸,细绒多用间接灸
   C. 艾绒的质量应无杂质,柔软易团聚,干燥者为优
   D. 新艾绒内含挥发油较多,故临床以新制的为佳品

E. 艾绒易吸水受潮
35. 临床常用的温灸器为
A. 温灸架 B. 温灸罐 C. 温灸筒
D. 温灸杯 E. 温灸盒
36. 针具的种类有
A. 三棱针 B. 毫针 C. 皮肤针
D. 皮内针 E. 其他（如火针等）

四、答案

历年考题

（一）A 型题

1. C 2. C 3. E

强化模拟题

（一）A 型题

1. B 2. C 3. A 4. D 5. E 6. C 7. E 8. B 9. E 10. A 11. E 12. E 13. A
14. D 15. B 16. C 17. D 18. D 19. E 20. B 21. D 22. A 23. C 24. B 25. C
26. E

（二）B 型题

1. A 2. C 3. E 4. A 5. E 6. D 7. C 8. A 9. D 10. A 11. E 12. B 13. A
14. E 15. D 16. E 17. D 18. C 19. E 20. D 21. A 22. B 23. A 24. D 25. B
26. E 27. D 28. C 29. A 30. E 31. D 32. B 33. B 34. A 35. A 36. E 37. D
38. B

（三）X 型题

1. CDE 2. ABD 3. ACE 4. ABCD 5. AD 6. ACE 7. ACDE 8. AB 9. ABCDE
10. ABDE 11. BC 12. ABCD 13. AB 14. ABCD 15. AB 16. ABCD 17. BCDE
18. AD 19. ABD 20. ABCDE 21. ABCE 22. ABE 23. ABCD 24. ACD 25. CDE
26. ABCDE 27. CD 28. DE 29. CDE 30. BCD 31. ABCDE 32. ABD 33. BCDE
34. BD 35. ACE 36. ABCDE